SEXO
Internet
&
Cia

Dados Internacionais de Catalogação na Publicação (CIP)
(Câmara Brasileira do Livro, SP, Brasil)

Aricó, Carlos Roberto
  Sexo internet & cia / Carlos Roberto Aricó, Cássio dos Reis. — São Paulo : Ícone, 2005.

  ISBN 85-274-0833-3

  1. Internet (Rede de computadores) - Aspectos sociais 2. Sexo - Obras de divulgação 3. Sexo - Perguntas e respostas - Recursos de redes de computadores 4. Sexo - Recursos de redes de computadores I. Reis, Cássio dos. II. Título.

05-5723   CDD-306.7

Índices para catálogo sistemático:

1. Sexo : Orientação : Internet : Sociologia
     306.7

Carlos Roberto Aricó
Cássio dos Reis

SEXO
Internet
&
Cia

Ícone editora

© Copyright 2005.
Ícone Editora Ltda.

Capa
Juliano R. Fanelli

Diagramação
Andréa Magalhães da Silva

Revisão
Rosa Maria Cury Cardoso

Proibida a reprodução total ou parcial desta obra,
de qualquer forma ou meio eletrônico, mecânico,
inclusive através de processos xerográficos,
sem permissão expressa do editor
(Lei nº 9.610/98).

Todos os direitos reservados pela
ÍCONE EDITORA LTDA.
Rua Anhanguera, 56 – 01135-000
Barra Funda – São Paulo – SP
Tel./Fax.: (11) 3392-7770
www.iconelivraria.com.br
e-mail: iconevendas@yahoo.com.br
editora@editoraicone.com.br

Autores

Carlos Roberto Aricó, é médico, psiquiatra e psicanalista. Com dezenas de trabalhos científicos publicados sobre psicofarmacologia, psiquiatria, psicanálise e filosofia.

Tem publicado os seguintes livros:
- As formas clínicas do alcoolismo
- Estudos sobre psicanálise, epistemologia e política
- Tempo, contratempo
- Neurose, psicose e criatividade
- Reflexões sobre a loucura
- A angústia e seus caminhos
- Arqueologia da ética

Como Co-autor publicou os livros:
- Drogas? Perigos e preconceitos
- Perspectivas psicodinâmicas em psiquiatria

Professor e um dos fundadores do NEPP – Núcleo de Estudos em Psiquiatria e Psicanálise.
Professor do CEP – Centro de Estudos Psicanalíticos de S. Paulo.

Cássio dos Reis, é psicólogo, psicanalista e sexólogo.

Colaborador de vários sites da Internet em temas como relacionamento e sexualidade.

Fundador e diretor do GESOS – Grupos de estudos da sexualidade e orientação sexual.

Índice

Prefácio, 11

Parte I
ESCREVENDO A PRÓPRIA FALA

Capítulo 1. Por que escrevemos esse livro?, 15
Capítulo 2. A moral sexual civilizada e a natureza humana, 17
Capítulo 3. Breves considerações sobre a sexualidade, 19
Capítulo 4. Freud, o inconsciente e a psicanálise, 21
Capítulo 5. Quando não é proibido proibir, 23
Capítulo 6. Escrevendo a própria fala: o *e-mail* como singular forma de expressão, 25
Capítulo 7. Da fantasia à realidade, 27
Capítulo 8. A auto-estima, 31

Parte II
O SEXO VIRTUAL

Capítulo 9. A magia do campo virtual, 35
Capítulo 10. O computador em tempos de Internet, 39
Capítulo 11. Desejo: uma invenção humana, 41
Capítulo 12. O papel do imaginário no comportamento sexual, 43
Capítulo 13. O sexo virtual e a Internet, 47

Parte III
A DESCOBERTA DO PRAZER

Capítulo 14. Iniciando a vida sexual, 53
    1. Falando de sexo com os filhos, 57
Capítulo 15. As zonas erógenas, 59
Capítulo 16. Masturbação: do vício à virtude, 61
Capítulo 17. O tabu da virgindade, 67
Capítulo 18. A plenitude do prazer: o orgasmo, 69
    1. Onde acontece o orgasmo?, 70
    2. As várias formas de orgasmo, 71
    3. Orgasmo, por que não consigo?, 72
    4. Qualquer forma de orgasmo vale a pena, 73
    5. Quando o choro acompanha o orgasmo, 75
Capítulo 19. O ponto G, 77
Capítulo 20. A ejaculação feminina, 79

Parte IV
OS JOVENS, A GRAVIDEZ E O CASAMENTO

Capítulo 21. O casamento entre os jovens, 83
Capítulo 22. A gravidez na adolescência, 85

Parte V
A PRÁTICA SEXUAL

Capítulo 23. A prática do sexo oral, 91
Capítulo 24. A prática do sexo anal, 93
Capítulo 25. O sexo durante a gravidez, 97
Capítulo 26. A vida sexual na terceira idade, 99
Capítulo 27. A empresa e o comportamento sexual, 101
    1. As relações interpessoais na empresa, 101
    2. A influência da vida sexual na empresa, 102

Parte VI
RELAÇÕES INTERPESSOAIS

Capítulo 28. Somos diferentes, 107
Capítulo 29. Atitudes masculina, feminina e homossexualidade, 109

Capítulo 30. Considerações sobre a homossexualidade, uma visão psicanalítica, 111
Capítulo 31. Os relacionamentos complicados, 113
Capítulo 32. Do ciúmes saudável ao patológico, 115

Parte VII
TRANSTORNOS DA SEXUALIDADE

Capítulo 33. Combatendo o fantasma da frigidez, 119
Capítulo 34. Vaginismo, 121
Capítulo 35. Ninfomania, 123
Capítulo 36. Transtornos sexuais, 125
Capítulo 37. A impotência sexual, ejaculação precoce e disfunção orgástica, 127
Capítulo 38. O ressecamento vaginal, 129

Parte VIII
AS Dsts – DOENÇAS SEXUALMENTE TRANSMISSÍVEIS

Capítulo 39. Falando das Dsts em tempos de Aids, 133
Capítulo 40. HPV: um vírus perigosamente ignorado, 137

Parte IX
AS ESTRUTURAS ANATÔMICAS GENITAIS

Capítulo 41. O aparelho genital masculino e seu funcionamento, 141
Capítulo 42. O aparelho genital feminino e seu funcionamento, 145

Parte X
FINAL

Capítulo 43. Nosso pequeno dicionário, 151
Capítulo 44. *E-mails* respondidos, 161

Bibliografia, 183

Prefácio

Sexo e Sexualidade – em tempos de Internet

Abordando temas e queixas mais comuns relatados na área da sexualidade, por intermédio do site (www.cassiodosreis.psc.br), criado no ano de 1999, foram respondidos mais de 25.000 (vinte e cinco mil e-mails) de forma personalizada.

Numa parceria e co-autoria de Carlos Roberto Aricó, psicanalista e sexólogo, foram mais de três anos, uma sucessão de reuniões e mais reuniões de estudo e elaboração de como apresentar o comportamento sexual e suas nuances de forma clara, objetiva e responsável.

Abordamos a temática sexual em todas as suas possibilidades, desfazendo mitos e elucidando comportamentos, trazendo a discussão e elaboração de temas sexuais, com enfoque na sexualidade adolescente, adulta e do casal.

Falamos sobre sexo e sexualidade, além dos aspectos sexuais mais freqüentes, como relação sexual, repressão sexual, vaginismo, ejaculação precoce, anorgasmia, compulsão sexual, além de masturbação, virgindade, as várias práticas sexuais, a opção sexual, os tabus, Dsts e muito mais.

Numa linguagem de fácil compreensão e sem falsos moralismos, procuramos tratar do assunto sexo com a tranqüilidade de oferecer informações necessárias e esclarecedoras, num mundo em que a informação é rápida demais, conclusiva demais e nem sempre verdadeira.

Com a experiência adquirida na escuta psicanalítica e mais a grande bagagem de informações recebidas pela ilimitada Internet, acreditamos estarmos colaborando para que as pessoas em todos os cantos possam por intermédio deste livro, encontrar um caminho de esclarecimento a dúvidas sexuais, presente na vida de todos nós.

São mais de 30 anos de experiência como psicanalistas e sexólogos, agora transformando esta bagagem em um livro.

Estamos convencidos de que o esforço na elaboração deste livro se converta num grande benefício à vida sexual de todos nossos leitores.

Os autores:
Carlos Roberto Aricó e Cássio dos Reis

Parte I
Escrevendo a Própria Fala

Capítulo 1

Por que escrevemos esse livro?

No ano de 1998, a Internet que já estava presente na vida das pessoas, começava a chamar a atenção e caminhava para expandir-se.

Procuramos saber com que efetivamente esse novo instrumento de informação poderia contribuir para o desenvolvimento de nosso trabalho como psicanalistas.

Concluímos que seu alcance era algo inimaginável, possuindo uma dimensão sem precedentes.

O trabalho de consultório, embora extremamente gratificante, torna o psicanalista fechado num mundo relativamente limitado porque, enquanto só atende seus pacientes, a produção científica fica também limitada ao seu círculo de colegas.

A Internet surgiu como uma possibilidade nova e revolucionária.

Melhor dizendo: estar exposto num *site* amplia a divulgação do próprio trabalho. É mais ou menos como ser possível estar em todos os lugares do planeta ao mesmo tempo, possibilitando às pessoas tornarem-se parceiras de seus conhecimentos.

O que aconteceu a partir de nossa experiência com a Internet foi surpreendente, ao observar que as queixas dos internautas se repetiam e que as pessoas tinham uma enorme disposição para expor seus conflitos, tanto de relacionamentos afetivos, quanto sexuais.

Os medos, os tabus e as dúvidas chegavam em profusão e dentro do possível, procuramos responder a todos com elucidações, objetivando a clareza da informação.

Responder aos *e-mails* tornou-se um grande desafio, um trabalho enorme, pois a quantidade deles só foi crescendo. Dedicação e empenho foram os grandes aliados.

O resultado não poderia ser melhor, pudemos atender as solicitações de muitas pessoas que utilizaram esse meio, na busca do esclarecimento de suas dúvidas.

O trabalho sempre foi gratuito, e a partir dele começamos uma pesquisa de temas recorrentes.

Foram mais de 25.000 (vinte e cinco mil) *e-mails* respondidos de forma única e personalizados.

Ao estudarmos estes relatos, concluímos que deveríamos escrever um livro, onde seria enfocada a problemática sexual, plena de questionamentos e dúvidas.

Assim, utilizamos o grande número de informações que nos chegavam e ainda chegam diariamente.

Apresentamos aqui o resultado e desejamos que você, caro leitor, participe deste nosso longo caminho.

Capítulo 2

A moral sexual civilizada e a natureza humana

Nossa civilização estrutura-se fundamentalmente por meio da repressão dos instintos, onde o instinto sexual deve ser reprimido ou sublimado, assim como a agressividade.

Cada pessoa é conduzida a renunciar desejos que originariam condutas anti-sociais e perversas.

A civilização domestifica o homem, potencialmente homicida, incestuoso e canibal.

Existe um antagonismo dramático entre a estrutura da natureza humana e as exigências éticas da civilização.

Sofremos porque desejamos ser melhores do que somos capazes de ser, levando em conta nossa origem egoísta e competitiva que procura eliminar o outro: a simples existência do outro fere o narcisismo de cada indivíduo e, portanto, mobiliza o ódio e assim também, todas as suas vicissitudes.

Paixões violentas gravitam no conflito incessante entre Eros e a civilização, entre a natureza e a moral, entre o narcisismo e o outro, entre o desejo e a repressão.

Conforme enunciado de Fernando Pessoa, de toda leitura como uma espécie de sonho escravizador, parece necessário algumas reflexões sobre a verdade da opinião e do sonho.

Constituem-se como vértices do conhecimento relativo, ou ainda como caricaturas epistemológicas. O mesmo ocorre com a dicotomia indivíduo-civilização. **"Se devo sonhar, porque não sonhar os meus próprios sonhos?"**.

Será possível, talvez, no futuro, existir correspondência unívoca entre moralizar a natureza humana e naturalizar a relação ética entre os indivíduos?

Será possível, no futuro, uma articulação fundamental entre o homem livre e uma civilização tolerante? Entre os desejos humanos e a ética? Entre a paixão e a realidade? Será possível ainda, o encontro definitivo entre o eu e o outro?

Conforme sabemos, o homem civilizado fez enormes sacrifícios para diminuir, neutralizar ou sublimar as pulsões sexuais e agressivas.

Assim, trocou uma parte das possibilidades de ser feliz, por uma parte da segurança oferecida pela civilização. Também devemos considerar que o mundo civilizado encontra-se constantemente ameaçado pela barbárie.

Hoje sabemos que a própria segurança não passa de mais uma ilusão.

A cultura dos bons costumes sempre pode desabar em conseqüência da agressividade primitiva que habita o coração do homem. Existe em cada um de nós, certa inclinação para agredir o outro, interpretado como uma eterna afronta ao nosso narcisismo. No cerne da articulação fundamental entre o sujeito e o outro, os homens experimentam sua força e engendram as estruturas do poder. Assim, além da desigualdade natural dos indivíduos, surge a perversa desigualdade no contexto político, social e econômico.

Tantas diferenças, tantas desigualdades, ameaçam constantemente a civilização, que se defende reprimindo ainda mais os impulsos eróticos e agressivos. Desta forma o homem livre é apenas um mito, um sonho, uma utopia.

O homem livre, portanto, é uma impossibilidade, apesar de tantas palavras vazias, que o define em sua inserção cultural.

O pulsante âmbito das paixões mobiliza as defesas civilizatórias, aprisionando o homem, que na maioria das vezes, conspira tanto contra a realização dos desejos, como contra a liberdade.

Considerando esses breves enunciados acerca da enorme complexidade do homem e da civilização, podemos avaliar suas conseqüências na vida sexual de todos nós, vitimados pela moral civilizadora, protagonista, tanto dos caminhos quanto dos descaminhos da sexualidade humana.

É oportuno lembrarmos, que tanto a moral civilizada como a caótica barbárie, faz suas numerosas vítimas, no histórico vórtice, onde se mescla Eros e Tânatos.

Capítulo 3

Breves considerações sobre a sexualidade

Existe um grande hiato entre o que se entende por sexualidade e o que de fato a orienta, e por que meios isso se dá.

Hoje, embora as informações sobre sexualidade sejam numerosas, nem sempre são verdadeiras e responsáveis.

Antes de mais nada, neste contexto denominamos sexo como o conjunto de características genéticas, anatômicas e hormonais que distinguem o homem XY, da mulher XX.

A sexualidade diz respeito às qualidades próprias do sexo, bem como o exercício de qualquer comportamento erótico.

É fundamental refletirmos sobre a sexualidade, que muitas vezes ultrapassa as configurações biológicas, uma vez que na espécie humana, sempre se apresenta através de uma inserção nitidamente psico-emocional.

A sexualidade humana é bastante complexa, ao produzir um amplo leque de comportamentos, sobretudo no mundo moderno. Inúmeras são as sutilezas e circunstâncias do ambiente, que modificam o registro biológico do ser humano. Assim a biologia já não é mais tão determinante.

Nesse contexto é importante uma contínua orientação acerca da sexualidade.

A TV e a mídia transformam-se em grande veículo de informação, nem sempre, porém, de forma correta e adequada.

Os programas televisivos estão recheados de cenas sexuais cada vez mais explícitas. Mesmo parecendo saudáveis, de maneira geral proporcionam aos telespectadores, principalmente adolescentes, uma imagem distorcida e conflitante, sobre os valores sexuais.

A dificuldade dos pais em falar de sexo com os filhos faz com que os jovens aumentem suas dúvidas e conseqüentes conflitos sexuais.

Desse modo, mitos e crendices, proliferam e distorcem mais ainda o verdadeiro entendimento da sexualidade.

O sexo, parecendo assunto proibido, faz com que os jovens obtenham informações incorretas, seja através dos colegas, seja através dos meios disponíveis, pouco esclarecedores.

O que acontece afinal?

Acabam não tendo respostas adequadas dentro da família. As relações sexuais são iniciadas sem o devido preparo, além de não terem o conhecimento de métodos anticoncepcionais eficientes.

Assim os adolescentes ficam expostos a vários problemas, tais como gravidez indesejável, Dsts (doenças sexualmente transmissíveis), sem contar o sentimento de culpa, decorrente de conflitos emocionais.

O fato das relações sexuais serem iniciadas de modo inadequado acaba frustrando expectativas, aumentando a ansiedade; o que contribui para futuros problemas no desempenho sexual.

Devemos considerar que no mundo globalizado, onde as informações são inúmeras, o conhecimento adquirido pode transformar o sexo em realização, prazer e crescimento.

Pretendemos objetivar neste livro a conduta sexual, não só prazerosa, mas principalmente responsável, no âmbito dos valores éticos.

Lembrar ainda do fundamental respeito, relacionado com a escolha e orientação sexual de cada indivíduo.

Capítulo 4

Freud, o inconsciente e a psicanálise

Por que a Psicanálise?
Acreditamos ser a teoria que melhor explica uma série de problemas sobre a sexualidade humana.

Em algumas páginas deste livro faremos referência à palavra inconsciente, que resume em si mesma, toda a descoberta de Freud, ao estabelecer as bases do saber psicanalítico.

É oportuno considerar que não se trata de um livro sobre psicanálise, apenas usamos o referencial psicanalítico, que nos parece o mais adequado para elucidar os temas em questão, nos quais estamos inseridos como estudiosos da sexualidade humana.

Freud foi o mais profundo pesquisador da alma humana, atormentada por conflitos sexuais, desejos e angústias.

Foi também quem mais estudou como se processam as relações afetivas e as relações humanas, bem como a natureza dos impulsos sexuais e agressivos.

Freud nasceu em 6 de maio de 1856 na cidade de Freiberg, Moravia, pertencente ao Império Austro-húngaro.

Iniciou sua carreira médica como neurologista e estudou com Charcot, as manifestações histéricas, e pouco tempo depois publicava seu trabalho, juntamente com Breuer, sobre a etiologia dos fenômenos histéricos.

Em 1900, publicou sua mais importante obra: "A interpretação dos sonhos", que revolucionou a compreensão do psiquismo. Começava a ser esclarecido o conceito de inconsciente, defesas psicológicas e repressão dos impulsos motivadores do comportamento humano.

A psicodinâmica das neuroses passava a ser compreendida também sob a luz da grande revolução freudiana, que resgatou o humanismo no contexto da psiquiatria.

O movimento psicanalítico criado por Freud, expandiu para os grandes centros do mundo ocidental a partir de Viena e logo começaram a surgir as divergências dele com seus discípulos: Adler, Reich e Jung.

A psicanálise, nessa época, já demonstrava seu papel revolucionário para a compreensão do psiquismo em seus aspectos mais recônditos, apesar das controvérsias e dissidências.

No dia 23 de setembro de 1939, a humanidade perdeu um de seus expressivos representantes: um câncer na mandíbula determinava em Londres a morte de Freud.

Acreditamos ter sido ele, o pensador que melhor conseguiu entender a complexidade psíquica, desenvolvendo a teoria psicanalítica, para explicar as motivações mais profundas do ser humano, seus desejos e inclinações, sem falar de uma série de fatores que determinam nossa conduta. Na maioria das vezes não sabemos exatamente o que nos impele a determinado comportamento.

A teoria psicanalítica pode esclarecer as razões mais escondidas de nosso ser, assim como desvios e sofrimentos, bem como dificuldade nas relações interpessoais.

Denominamos de inconsciente ao conjunto complexo das palavras, fantasias, imagens e lembranças que permanecem fora da consciência, mas que podem, em circunstâncias especiais, como no sonho ou no tratamento psicanalítico, tornarem-se conscientes.

O mesmo é regido por leis específicas que admitem contradições e possibilitam reflexões aparentemente ilógicas e até mesmo absurdas.

Os conteúdos do inconsciente estão relacionados a certos desejos da infância que não puderam ser realizados de modo eficaz, produzindo sintomas, esquecimentos, lapsos, sonhos, equívocos diversos, etc.

As palavras, lembranças, imagens que povoam o inconsciente, estão fortemente investidas de afetos e impulsos agressivos, sem falar de desejos sexuais ilícitos, normalmente proibidos de livre expressão.

Capítulo 5

Quando não é proibido proibir

Os primeiros intérpretes do mundo da criança são o pai e a mãe. Assim sendo, são também seus primeiros educadores.

Educar é uma das profissões mais difíceis, às vezes considerada um feito quase impossível.

Cada criança encerra em si mesma uma maneira específica de ver o mundo.

Os professores, outros parentes, as amizades e a TV também influenciam muito o processo de conhecimento e formação dos valores éticos, a conduta social e o desenvolvimento da psicossexualidade da pessoa.

É fato a necessidade de o adulto ter que orientar o comportamento da criança quando incumbido do papel de educador ou de transmitir autoridade conferida pelo parentesco. Nesse difícil contexto, terá que decidir o que fazer, como fazê-lo e quando será o momento mais oportuno.

Deve-se levar em conta que muitas considerações sobre costumes e comportamentos, oscilam no decorrer dos anos e também ao sabor das latitudes do planeta.

A mídia cotidianamente nos influencia para a liberação dos desejos e impulsos agressivos e sexuais.

Convivemos com a propaganda que vende erotismo mesclado com outros bens de consumo. Nas novelas, vemos e absorvemos passivamente comportamentos sexuais promíscuos ou incestuosos, permeados com deformações éticas que parecem não ter limites.

O que dizer dos programas sensacionalistas nos quais infelizes criaturas humanas expõem os seus bizarros modos de viver a sexualidade e os aspectos agressivos?

Como facilmente podemos constatar, existe, sobretudo por influência da TV, uma intensa erotização das crianças. Os ritmos frenéticos, associados com a música, onde há forte apelo sexual, atropelam a inocência infantil e desta forma aceleram perigosamente o desenvolvimento da psicossexualidade. Atualmente não é raro encontrar nas diversas regiões do Brasil, meninas e meninos entre 8 e 10 anos de idade, iniciando a vida sexual.

Enquanto em alguns lugares do mundo ocidental parece que tudo é permitido, no mundo islâmico encontramos acentuados mecanismos de repressão sexual, principalmente aplicados à mulher.

Em algumas regiões da África e do Oriente, as meninas sofrem com a retirada parcial ou total do clitóris, com objetivos claros de não terem acesso ao prazer.

Nesse cenário de aspectos tão antagônicos, onde a multiplicidade de culturas determina comportamentos tão divergentes, é muito difícil decidir sobre o que dizer, como fazê-lo e quando será o momento mais oportuno para transmitir orientação sexual sadia para as crianças, muitas delas já excessivamente erotizadas ou ainda cruelmente reprimidas.

Não podemos considerar viável a sexualidade no âmbito do "vale tudo" emergente da mídia irresponsável, nem da TV, onde o sexo é tratado apenas como objeto de consumo com a finalidade única de aumentar a audiência.

A mídia, e particularmente a televisão banalizam tudo: sexo, morte, corrupção e conduta bizarra. Deste modo, deseducam e não contribuem para a construção de valores e princípios. Numa sociedade onde os valores são nivelados, e nessa equivalência perversa tudo é considerado válido, o senso ético certamente fracassa.

É urgente pensar, repensar, discutir nossa sexualidade e voltar a construir uma nova hierarquia sobre valores éticos.

O famoso grito libertário "é proibido proibir" se aplica evidentemente às pessoas que atingiram a maioridade, as pessoas já formadas, estruturadas, com valores éticos fundamentais.

Entre as crianças e adolescentes, proibições e regras de conduta às vezes rígidas são extremamente necessárias para a conduta moral.

Os estímulos sexuais e agressivos devem ser cuidadosamente dosados, evitando-se os potencialmente prejudiciais, assim, em se tratando de crianças e adolescentes, muitas vezes **não é PROIBIDO PROIBIR**.

Capítulo 6

Escrevendo a própria fala:
o *e-mail* como singular forma de expressão

Receber um *e-mail* com considerações pessoais, questionamentos e dúvidas é um exercício por si só muito elaborado, desde a busca e escolha de um determinado *site*.

O conteúdo desta fala escrita pode revelar além de motivações conscientes e racionais, desejos ocultos inconscientes.

Um certo nome, uma proposta profissional e aí já começa o que o psicanalista chama de relação transferencial. Não é muito diferente da procura que alguém faz no consultório do psicanalista.

A pessoa transfere para a tela, uma expectativa de contar algo e ter um confidente, quase virtual (a relação é virtual, mas existe alguém através desta virtualidade). Este comportamento pressupõe confiança, trata-se de um investimento afetivo.

O simples fato de acessar o *site* e iniciar a construção do *e-mail* implica uma expectativa de resposta para as angústias, os conflitos e as inseguranças. Quando o internauta vai redigindo seu *e-mail*, começa a organizar algumas questões pessoais, que incomodam e que se articulam com as motivações racionais e as do inconsciente, deste modo já existindo um benefício inicial.

Ao relatar, escrevendo seus dramas e problemas que causam sofrimento, com freqüência a pessoa sente-se mais aliviada por conseguir revelar para o outro suas dores e angústia, de uma forma positiva, organizando assim suas emoções. É claro que alguns internautas buscam apenas mais conhecimento sobre a sexualidade e alguns comportamentos humanos. Sem falar daqueles que aproveitam esta oportunidade para esclarecer dúvidas e conflitos acumulados no decorrer de sua vida e que se tornaram tão únicos que não puderam ser revelados a ninguém, conseqüentemente não tiveram com quem dividir seus medos e inseguranças.

Devemos considerar também a possibilidade dos desabafos, de colocar para fora de si mesmo as angústias e sofrimentos vivenciados no decorrer da própria história. Essa exteriorização dos conflitos dirigido ao *site* no âmbito da abordagem psicoterápica pode funcionar como uma espécie de catarse, palavra grega com o significado de purificação.

Encontrar o caminho para a descarga das emoções bloqueadas por intermédio das questões elaboradas e dirigidas ao psicoterapeuta, pode produzir certo alívio dos sofrimentos inerentes aos conflitos psicológicos não resolvidos (mesmo o psicoterapeuta neste momento, se propondo virtual), os benefícios serão consideráveis.

Portanto, se você tem alguma dúvida ou questionamento não se exclua da possibilidade de buscar ajuda, procure o *site* de um psicanalista de sua confiança e abra seu coração, você não precisa ficar com o peso de não saber e a dúvida por não perguntar.

Capítulo 7

Da fantasia à realidade

Antes de mais nada é oportuno considerar que no mundo subjetivo, existem pensamentos de todos os tipos, na maioria das vezes independentes de qualquer julgamento ético.

Toda forma e conteúdo de reflexões habitam nosso mundo interior, assim como desejos, fantasias, sonhos, conflitos e recordações.

É um mundo próprio, capaz de aceitar pensamentos ilógicos, absurdos, insólitos e irracionais.

Portanto, trata-se de um mundo bastante diferente da realidade objetiva, onde predomina a razão lógica, as leis da natureza e os fundamentos científicos.

Existe, assim, um abismo entre o mundo subjetivo e a realidade. Somente quando o mundo subjetivo organiza atos concretos, comportamentos objetivos, o indivíduo fica mais exposto e evidentemente será responsável pelos próprios atos. Podemos certamente pecar em pensamento, mas praticá-los é outra história.

Conforme todos sabemos, nossas fantasias ou reflexões ocorrem tanto durante o estado de vigília como no sono, por intermédio da produção onírica.

Muitas fantasias são involuntárias e inserem-se na vigília como pensamentos obsessivos, como idéias prevalentes que provocam angústia e culpa.

Os sonhos são atos psíquicos, também involuntários como as fantasias, e ambos revelam aspectos escabrosos inconfessáveis sobre a natureza do homem.

Quanto ao sentido moral dos sonhos, e porque não das fantasias, muito já foi discutido ao longo da literatura filosófica, religiosa e psicológica.

Para alguns autores existe uma espécie de indiferença ética no conteúdo das manifestações oníricas.

Para esses mesmos autores, o indivíduo, ao ficar destituído de qualquer sentimento ou julgamento moral, produz temas agressivos e sexuais.

Assim, fluem livremente os seus desejos mais recônditos, na maioria das vezes proibidos ao homem civilizado.

Radestock escreve: "Deve-se ter em mente que ocorrem associações, e as idéias se acham ligadas nos sonhos sem qualquer consideração pela reflexão, bom senso, gosto estético ou julgamento moral. O julgamento é extremamente fraco e a indiferença ética reina suprema".

Jessen: "Nem nos tornamos melhores nem mais virtuosos no sono. Pelo contrário, a consciência parece ficar silenciosa nos sonhos, pois neles não sentimos nenhuma piedade e podemos cometer os piores crimes, roubo, violência e assassinato – com completa indiferença e sem quaisquer sentimentos subseqüentes de remorso".

Para outros autores, o caráter moral do homem persiste na vida onírica: não existiria aqui a indiferença ética enunciada anteriormente.

Hafner assinala: "Com raras exceções... um homem será virtuoso também em seus sonhos; ele resistirá à tentação e manter-se-á indiferente ao ódio, à inveja, à cólera e a todos os outros vícios". Mas um homem pecaminoso, em geral, encontra em seus sonhos as mesmas imagens que teve perante os olhos quando acordado.

Já para Scholz: Nos sonhos está a verdade: nos sonhos, aprendemos a conhecer a nós mesmos como somos, apesar de todos os disfarces que usamos perante o mundo, quer sejam enobrecedores, quer sejam humilhantes... Um homem honrado não pode cometer um crime nos sonhos, ou, se o fizer, ficará horrorizado com isso, como algo contrário à sua natureza.

Conforme pode-se concluir, para os primeiros autores, não deveria haver interesse algum pelos sonhos imorais, à medida que existe ausência de julgamento ético.

Para o segundo grupo de autores, nunca se perde a distinção entre o bem e o mal. Aqui, o imperativo categórico de Kant que fundamenta a natureza ética do homem, persiste na vida onírica e, portanto, devemos aceitar uma responsabilidade sem restrições pelos sonhos imorais.

Como o leitor pode perceber, existe uma grande semelhança entre a ética kantiana e a moral religiosa.

Oportuno levar em conta, não só a natureza involuntária dos sonhos e das fantasias, mas também, o abismo entre tais sonhos e fantasias, com as realizações mais civilizadas do homem.

O valor ético de qualquer ato psíquico deve ser considerado no âmbito de sua realização prática. Só a atuação no mundo objetivo das fantasias em estado de vigília e das fantasias oníricas deve obedecer aos imperativos éticos, ou seja, quando ocorre intercâmbio entre os sujeitos, nas relações interpessoais.

Os chamados maus pensamentos que existem na vigília possuem, como já foi descrito, conteúdo pleno de aspectos sexuais e agressivos bem semelhantes ao material onírico.

Tais pensamentos podem atormentar o indivíduo, na proporção em que ele acredita ser capaz de realizá-los.

Assim, o indivíduo revelar-se-ia um louco ou um psicopata.

Felizmente, na maioria das vezes as pessoas que possuem fantasias perversas, e até criminosas, não as realizam nunca, embora vivam atormentadas.

Possuem um superego "civilizadamente" rígido e conseqüentemente, não apresentam comportamentos anti-sociais.

É claro que tanto os sonhos como as obsessões e fantasias revelam que, no íntimo do homem, existem as mais férteis sementes da maldade.

Se não houvesse o já citado abismo entre os desejos e sua realização, somente a barbárie substituiria qualquer possibilidade de uma ordem verdadeiramente civilizada.

Convém esclarecer que esse abismo depende de leis externas estabelecidas pelo Código Penal, assim como as leis preconizadas pelas religiões.

Entre as fantasias e a realidade, existe um hiato que depende mais da nossa moralidade interna estruturada pelo superego. Esse é um representante implacável da cultura que habita nosso interior. Originou-se a partir das relações mais arcaicas com as figuras paternas, onde ser aceito pelos pais tem o valor supremo que regula a auto-estima. Ser rejeitado pelos pais, no âmbito do narcisismo humano é pior do que qualquer sanção penal. Ao afastarmo-nos de nosso ideal ético, prejudicamos sensivelmente nossa auto-estima.

O ideal ético é forjado por intermédio das relações com os pais, com os educadores, com as outras relações humanas, com as experiências de vida e com os exemplos passíveis de serem introjetados na formação do caráter do indivíduo.

Em geral, a falta de controle sobre os impulsos agressivos e sexuais e a ausência de limites para a ambição, são decorrentes da dificuldade de introjetar no sujeito seu eterno compromisso responsável com o outro, sempre considerando que os valores éticos se estruturam na fundamental articulação do sujeito com o outro.

Grande parte da nossa juventude forma-se no dramático e conflitivo cenário ambientado por fatores psicossociais adversos.

Ao fracasso escolar e à falta de perspectiva no âmbito profissional, somam-se estímulos agressivos e sexuais, com os maus exemplos dos meios de comunicação. Tendo no fundo famílias muito desestruturadas, é fácil intuirmos as conseqüências graves para a civilização que parece resistir a qualquer abordagem ética, principalmente em se tratando da grande freqüência de famílias desestruturadas.

Concluindo: as fantasias perversas que venham a se realizar, constituem um apelo à barbárie, colocando em risco a civilização.

Capítulo 8

A auto-estima

A auto-estima não tem nada a ver com o que você é, ou com o que você possui, mas, sim, com a maneira pela qual você se sente em relação ao que conquistou e que agora faz parte do seu mundo interior.

Sem dúvida, ela varia muito. Há dias em que está em alta, e, noutros, absolutamente em baixa.

O amor-próprio é um requisito capaz de lhe dar sustentação. Se você passa uma semana ou algum tempo com a auto-estima diminuída, ele será o único capaz de reavivar o sentimento de que você é uma pessoa boa e digna de ser apreciada, apesar de tudo, e que isso é necessário e vale a pena.

O amor-próprio – o quanto você é capaz de gostar de você – é o alicerce que lhe possibilitará a reconquista de sua auto-estima. Assim, poderá mais facilmente aceitar o fato de estar passando por uma fase de queda da auto-estima, o que não é nenhum desastre, embora venha carregada de um sentimento muito desagradável.

Auto-estima faz parte de um processo regularizador do indivíduo, onde se busca o convencimento de ser uma pessoa amada.

Auto-estima é a maneira como você se sente consigo mesmo. Logo tudo parece possível e você mostra-se confiante e forte. Pronto para o que der e vier.

Por outro lado, se as coisas não estão bem, a auto-estima negativa, tem um vasto campo para deitar e rolar.

A inteligência, o sucesso alcançado e a fama, não estão a serviço de um bem-estar interior permanente.

Parece absurda esta afirmação? Nem tanto, a verdade é que pessoas com estas características, por vezes, acabam sentindo-se horríveis consigo mesmas.

Em contrapartida, pessoas humildes e com raro brilho, de maneira geral, podem sentir-se felizes mais freqüentemente.

Fique atento, e verifique se não está facilitando para que a auto-estima seja penalizada por algo que você possa fazer para mudar.

Tendo identificado o inimigo dentro de você, vale a pena enfrentar qualquer obstáculo para alcançar uma auto-estima melhor, possibilitando à sua existência uma boa motivação, adequada ao cotidiano.

Assim, a felicidade pode ser vivida em sua plenitude.

Parte II
O Sexo Virtual

Capítulo 9

A magia do campo virtual

Algumas breves reflexões fazem-se oportunas sobre o mundo virtual.

Evidentemente, ele é tão singular que funciona como mapa do mundo objetivo, esse muito mais complexo em seus relevos, latitudes, longitudes, cores e personagens.

No âmbito da significação óptica, o mundo virtual corresponde às imagens refletidas, que substituem as representações do plano real, assemelhando-se ao psiquismo, no qual as imagens fônicas ou palavras, bem como as imagens propriamente visuais, organizam o mundo objetivo. O nome das coisas, as palavras, os conceitos formais, os cálculos, os afetos, tudo isso, possui significação no mundo interior e reflexivo. Tudo isso corresponde ao mundo virtual que objetiva, tanto a apreensão da realidade, como também a fuga dos acontecimentos traumáticos e dolorosos.

Aquilo que existe enquanto faculdade, sem efeito presente, mas suscetível de se realizar, diz respeito também ao mundo virtual, onde igualmente existe algo com certa potencialidade latente.

O mundo virtual é muito rico e interessante como estrutura para jogos e outros entretenimentos além da possibilidade de quase infinitas informações. Porém, o leitor poderá concluir que, os acontecimentos na sedutora telinha, associam-se a algum desejo humano, em sua necessidade de expressão.

As expectativas de ordem racional, as vontades e os desejos, as infindáveis fantasias agressivas e sexuais, tudo gravita em torno da telinha mágica da virtualidade.

A Internet é a mais moderna protagonista do teatro atual no campo das ilusões e suas vicissitudes.

Tal como acontece com a realidade, o mundo virtual oscila entre a virtude e o vício. A pródiga riqueza de informações permite a elaboração de trabalhos científicos, a redação de textos literários, sem falar da criação artística.

Com freqüência, porém, o excesso de manipulação e a dependência do computador, podem ocasionar uma avalanche de informações que não são devidamente processadas no psiquismo.

Comportamento este, peculiar ao vício, como muitos outros, causa um afastamento do mundo real, além de provocar sintomas como irritabilidade, insônia, angústia, cefaléia e outras somatizações.

Um outro aspecto, também dos mais importantes, é relacionado à comunicação com outras pessoas, que pode ser ampliada nas discussões sobre assuntos comuns, até o surgimento de novas amizades.

Com freqüência, existe a busca da realização de fantasias sexuais ou a prática da masturbação, devido à segurança que o isolamento configura para o internauta, uma atitude sexual menos perigosa.

Neste contexto, pode haver uma prática masturbatória tão intensa que consuma muito tempo do indivíduo trazendo como conseqüência a incapacidade de interação com o mundo objetivo.

Um pouco menos extensivo quanto à procura compulsiva do sexo virtual, apesar do conforto reservado de cada um, com seu micro, pode também afastar o internauta do mundo externo e de todas as suas mazelas, transformando a telinha em templo de poesia, romance e expectativas de um grande amor.

Os amantes virtuais sonham, planejam e se desejam mutuamente, imersos numa atmosfera idealizada e utópica. Assim, florescem os diálogos nos quais se mesclam ternura, afeto, desejo e curiosidade.

Como se sabe, são muito comuns os encontros efetivos e reais que calam os diálogos outrora tão sintonizados nos *chats*, as famosas salas de bate-papo. Agora, as pessoas se apresentam como verdadeiramente são, além das palavras, das fotos e das expectativas encantadas criadas por suas próprias carências. Também, é claro, podem ocorrer encontros fantásticos, paixões arrebatadoras, amores ardentes que prosseguem no mundo real.

É bom lembrarmos que algumas famílias foram originadas a partir de encontros através da tela instigante da comunicação moderna. Como também, às vezes, paixões verdadeiras são prejudicadas pelas distâncias geográficas que não existem no universo virtual.

É importante considerar que todas as amplas virtudes da comunicação eletrônica moderna podem adquirir a forma de vício, de acordo com os exageros e as fugas potencializadas no uso inadequado do computador.

Capítulo 10

O computador em tempos de Internet

Com o advento do computador, as possibilidades de interação tornaram-se enormes, e as pessoas encontraram na máquina um meio de se comunicarem de maneira rápida.

Estava reservado ao computador ser veículo de uma grande novidade na comunicação, não só entre as pessoas que estão próximas, mas, e principalmente, abrir a possibilidade para que todos internautas, em qualquer lugar do mundo, pudessem comunicar-se instantaneamente.

Foi aberta a porta da comunicação *on-line* protagonizada pela Internet, numa espécie de teia global, oportunidade esta nunca antes viabilizada por nenhum outro meio de comunicação.

Por intermédio da Internet as pessoas podem aumentar os próprios conhecimentos, visitar museus, encontrar informações das mais diversas áreas, dentre uma gama enorme de outras utilidades.

Surgiram as salas de bate-papo, os populares *chats*, em que as pessoas entram a qualquer momento na grande rede e podem conversar com pessoas desconhecidas, que por algum motivo estão naquele momento buscando entretenimento e amizades.

Não demorou para que as pessoas descobrissem como o sexo era um bom e excitante tema. Assim passaram a expor suas angústias, dúvidas, e porque não, trocar e tentar viver as fantasias sexuais, usando a virtualidade da Internet para se protegerem e, ao mesmo tempo, realizarem desejos.

O sexo ocupa na Internet um lugar de destaque porque, como veículo virtual, proporciona às pessoas a chance de falar de seus conflitos e desejos, encontrando no outro o objeto de impulsos sexuais reprimidos.

Podemos enquadrar o sexo virtual numa nova forma de masturbação, pois nele o desejo encontra uma objetividade tão real, ao mesmo tempo protegida pelo anonimato e pseudo-privacidade.

As manifestações sexuais *"on-line"* têm como grande aliada a sensação de poder. Experimenta-se a magia de adentrar um mundo que parece não ter fim, quase uma onipresença na vida do outro.

Através da Internet a manifestação sexual pode ser ainda acrescida de uma pitada de traquinagem e transgressão, estimulada de maneira explícita pelo voyeurismo. A virtualidade possibilita a percepção de imagens em suas várias manifestações de nudez e sexo de forma mais segura.

É importante um alerta: o sexo virtual passa a ser às vezes até doentio, a partir do instante em que o indivíduo transforma a curiosidade em uma conduta obsessiva e exclusiva, transformando a busca do sexo virtual, na sua única fonte de prazer e desejo.

Acontecendo isso, empobrecido torna-se o mundo real e verdadeiro, os vínculos humanos e saudáveis passam a ser substituídos por caricaturas virtuais da telinha. O desejo, embora possa ser alimentado pela fantasia, não deve transformar esse veículo virtual em única maneira de obtenção do prazer.

Capítulo 11

Desejo: uma invenção humana

Afinal de contas, o que é o desejo? O desejo nada mais é do que uma nova espécie de necessidade, diferente das necessidades associadas aos instintos. Trata-se de uma aquisição filogenética observada unicamente nas espécies humanas. Sua origem se dá nos mais remotos tempos da infância, quando certas experiências acontecem e assim ficam para sempre na memória.

Para o psiquismo, a necessidade origina-se a partir de uma tensão interna que perturba o equilíbrio das funções biológicas, como o instinto alimentar: a fome. À medida que a tensão interna é satisfeita, é criada uma lembrança, um traço que remete a uma inscrição definitiva na memória armazenada, que pode revelar-se por meio de uma nova tensão interna, e assim se manifesta novo desejo, em geral muito diferente da necessidade associada aos instintos. É importante reiterar que o desejo está associado a sinais infantis indestrutíveis que permanecem para sempre na memória. Constitui-se como fantasia inconsciente, quase mítica, que mobiliza e ameaça os homens enquanto "sujeitos desejantes plenos".

Com base nisso não parece exagerado afirmar que: **o ser humano somente se humaniza através do desejo**, o que implica uma notável e radical ruptura com a natureza. O ser biológico, e ainda animal, transformou-se em ser erógeno ao ultrapassar o reino das necessidades instintivas com o único objetivo de manutenção da espécie. A passagem de informações via DNA para os descendentes em cada indivíduo faz-se necessária e, para que isso ocorra, os seres precisam estar vivos.

A espécie humana tem a possibilidade de transgredir no campo da necessidade, originada a partir da reprodução. Essa transgressão ocorre de modo definitivo através das pulsões de vida e de morte, nas quais os dois vértices do desejo associam-se à satisfação das necessidades primitivas.

Desta forma, fome pode se transformar em bulimia quando se manifesta compulsivamente, ou seja, com grande ingestão de alimentos e sua conseqüente expulsão por meio do vômito provocado pela própria pessoa, ou em anorexia nervosa, a perda de apetite, e agora a pessoa passa a não se alimentar adequadamente.

Lembramos mais uma vez, que isso não ocorre entre os outros animais, que fazem do ato de se alimentar uma lei instintual, decorrente da necessidade de manterem-se vivos: nem obesos, nem anoréxicos.

O desejo pode se manifestar através de aspirações ambiciosas traduzidas em cobiça, inveja, concupiscência, apetite sexual desmedido, vontade de possuir ou de ter prazer, grande expectativa de alcançar bens materiais, etc. Estas são características unicamente presentes no homem, ultrapassando o campo biológico, gerando um leque de novas necessidades, ou melhor, desejos.

Devemos aqui, estabelecer a diferença entre desejo e "tesão", segundo a qual o desejo é a alavanca da vida. Sem ele a vida não faz sentido. Todos os homens são impulsionados pelo desejo, e o desejo primitivo é o desejo de viver. Já o tesão é decorrente do desejo, como um complemento. O desejo vem antes. Não é possível entender o ser humano sem considerar o desejo.

O mesmo não acontece com "o tesão", que vai depender de alguns fatores que interagem e fazem com que se manifeste de forma clara, alimentada pelos instintos e manifestando-se mais claramente na paixão.

Capítulo 12

O papel do imaginário no comportamento sexual

O imaginário produz uma série de equívocos que na maioria das vezes não corresponde à verdade, assim como em geral não tem a mínima lógica, porém muitas vezes, costuma atrapalhar o desempenho sexual.

O sexo sempre foi envolto em mistérios e tabus. É exatamente por isso que muitas teorias infundadas foram sendo desenvolvidas com o passar dos tempos. Felizmente, o início do novo século apresenta maior oportunidade de informações a respeito da sexualidade.

Algumas dúvidas, entretanto, persistem o que nos obriga a alguns esclarecimentos.

Orgasmo vaginal e clitoriano são a mesma coisa?
O orgasmo vaginal acontece quando o prazer da mulher é sentido dentro da vagina, já o orgasmo clitoriano é sentido pela estimulação do clitóris.

Por muito tempo acreditou-se que o orgasmo vaginal fosse o orgasmo completo e o clitoriano um orgasmo parcial.

Não é verdade que o orgasmo clitoriano seja menos importante, e que o vaginal seja o orgasmo completo, mesmo porque, algumas mulheres têm orgasmos clitorianos muito intensos, já o mesmo não acontecendo com o vaginal e vice-versa.

O orgasmo clitoriano é sem sombra de dúvida mais facilmente obtido porque o clitóris possui a função específica do prazer, e sua localização facilita o toque e a estimulação.

Em outra parte, iremos enfocar especificamente o tema do orgasmo para esclarecer as diferenças que se fazem oportunas, acerca do direito e acesso da mulher ao prazer.

Como acontece o orgasmo?
Na medida em que os corpos se entrelaçam com toques que elevam a pulsação, a vagina se lubrifica e enrubesce, o pênis pulsa ereto e rígido friccionando a vagina e o clitóris. As mesmas sensações de prazer podem ser obtidas na masturbação, com a estimulação do clitóris.

O orgasmo deixa a pessoa mais fraca?
Definitivamente não. O orgasmo não desencadeia nenhum prejuízo para o organismo, muito menos diminui a capacidade energética da mulher. Pelo contrário, possibilita uma melhor oxigenação do corpo, o coração bate mais rápido trazendo uma sensação de conforto e tranqüilidade.

Existe uma freqüência normal de orgasmos para o homem e para a mulher?
Não. A freqüência orgástica tanto para o homem quanto para a mulher vai depender do grau de excitamento sentido e vivenciado pelo casal.

Ejaculação é a mesma coisa que orgasmo?
Ejaculação normalmente, é o resultado do prazer masculino, equivalente ao orgasmo feminino. É oportuno lembrar que existe orgasmo sem ejaculação e vice-versa.

O que é um vibrador?
O vibrador nada mais é do que um objeto provido de um sistema vibratório que posicionado no clitóris ou na vagina facilita a obtenção do prazer. O uso do vibrador hoje, está muito difundido e de fácil acesso, as mulheres cada vez mais o utilizam.

O fato de a mulher casada, fazer uso do vibrador, quer dizer que não deseje mais o parceiro?

Não necessariamente. Pode ser um complemento, um facilitador, principalmente se ela apresenta alguma dificuldade na obtenção do prazer.

O constante uso do vibrador pode trazer uma diminuição da facilidade de obter o prazer com o companheiro?

Efetivamente isso pode acontecer, e se a mulher substituir o companheiro pelo vibrador, não resta dúvida que o envolvimento ficará comprometido.

Mulher também pode ejacular?

Não, mulher não ejacula. O que ocorre é que algumas mulheres têm uma capacidade muito grande de produzir as secreções lubrificantes, que ocorrem durante o excitamento, podendo expelir este líquido em pequenos jatos durante o ato sexual, apresentando alguma semelhança ao processo ejaculatório, mas definitivamente não o é. Poucas são as mulheres que apresentam esta característica.

Como se dá a ejaculação?

Durante o excitamento sexual, existe a contração prostática, que desencadeia a ejaculação, é o momento em que o homem expele o líquido seminal.

O homem tem menopausa?

No homem ocorre o que chamamos de "andropausa" o equivalente a "menopausa feminina", embora não apresentando os mesmos sintomas. A não ser certa diminuição do desejo.

O desejo sexual vai diminuindo com a idade, quanto mais idade menor desejo?

Não. O que pode diminuir é a freqüência, mas a qualidade do desejo normalmente está preservada.

Qual o melhor dos anticonceptivos?

Digamos que hoje um dos anticonceptivos mais indicados é a camisinha, tanto masculina como feminina, embora existam outros métodos confiáveis, tais como: as pílulas, DIU e etc. A camisinha, além de evitar a concepção, previne as DSTs (Doenças Sexualmente Transmissíveis).

Tabelinha sempre dá certo?
A tabelinha é um método natural, levando em consideração o período ovulatório da mulher. Durante o período ovulatório podem ocorrer variações mesmo à mulher mais regular, acarretando surpresas quando menos se espera. Portanto não é um método confiável. A tabelinha só dá certo em jogo de futebol.

Tem mulher que nunca se masturbou?
Sim. O fato de as mulheres terem sido tão reprimidas na conduta sexual, tornou o sexo proibido e perigoso, fazendo com que a masturbação fosse considerada uma prática suja e pecaminosa, trazendo como conseqüência mulheres que não se tocam, ou extremamente culpadas ao se permitirem o ato masturbatório.

Quanto menor a vagina, mais prazer terão tanto homem, quanto a mulher?
O tamanho do pênis, normalmente não interfere no prazer sexual. O prazer é obtido pelo atrito com a vagina e o clitóris. Da mesma forma, o tamanho da vagina não interfere na intensidade do prazer. A vagina possui uma estrutura muscular bastante elástica para se adaptar à relação sexual.
Importante ressaltar que: o exercício conhecido como pompoarismo, já usado há muito tempo pelas mulheres na Índia, hoje muito divulgado, tem por objetivo, exatamente fazer com que a vagina possa exercitar sua condição contrátil, facilitando assim a obtenção do prazer sexual.

Capítulo 13

O sexo virtual e a Internet

Existe hoje uma nova modalidade erótica: o sexo virtual. Com o domínio do computador por um número cada vez maior de pessoas, aliando a facilidade dos envolvimentos à distância e a privacidade oferecida pela Internet, os desejos e fantasias manifestam-se de forma explícita e ao mesmo tempo sigilosa pelos caminhos da *net*, desencadeando uma nova e não menos grave moléstia: os viciados em sexo virtual.

Pesquisas revelam que nos Estados Unidos há mais de dois milhões de pessoas viciadas em sexo virtual, que chegam a navegar entre 15 e 20 horas por semana nos *sites* eróticos.

No Brasil, não temos dados estatísticos, mas certamente já somos também um número respeitável de viciados.

Nesse contexto, os relacionamentos preexistentes tornam-se tão conflitivos que muitos casamentos e relações estáveis acabam por se desfazer. As pessoas escolhem a fantasia com o sexo virtual em compulsão, que se transforma em excitamento de satisfação imediata, com menos riscos da vivência erótica real.

O simples fato de estar frente ao computador, pode desencadear um estímulo sexual descontrolável.

Homens e mulheres vivem as próprias fantasias sexuais através de imagens e simulações que levam a uma excitação tamanha que as torna sexualmente satisfeitas, eliminando assim, a necessidade real do contato físico com o outro.

Cada pessoa passa a viver a sexualidade de forma virtual, um modo velado de masturbação, aparentemente com a imagem do outro. O isolamento e a privacidade ficam tão exclusivos, que para contornar tal ação e se proteger deste enclausuramento virtual, só colocando os computadores em locais visíveis.

A vigilância pessoal e autodeterminação são importantes no combate a este isolamento, pois a compulsão em visitar os *sites* de sexo, faz com que estas pessoas, vivam um desequilíbrio psicológico. O sexo passa a ter o significado da realização imediata do desejo, sem um verdadeiro empenho na conquista e interação pessoal.

Sem dúvida, o sexo virtual acaba se tornando desvio da sexualidade. Uma nova conduta erótica se instaura. O trabalho psicoterápico parece ser o caminho mais eficiente no combate a suas causas.

O sexo deve ser divertido, excitante e a fantasia é sua grande aliada para um excitamento agradável, prazeroso, com carinho, toque, comunicação e atmosfera positiva na relação com o outro, possibilitando uma plena realização sexual, no contato com o parceiro.

Transformar o desejo sexual numa exclusiva constante atitude internáutica, poderá convergir, mais cedo ou mais tarde, em transtornos, tais como impotência ou apatia sexual. O prazer sexual tenderá a se fechar em um mundo tão virtual, que o contato com o outro pode ser visto como desnecessário o que possivelmente empobrece a pessoa.

O sexo é um complemento da relação, e precisa da conivência e participação do outro. A fantasia pode ser o tempero, mas não deve ser o único meio de excitação. O sexo virtual, quando vivido de forma sistemática, conforme já enfocamos, pode acarretar como conseqüência transtornos emocionais, uma vez que o foco do desejo fica na virtualidade do prazer, contribuindo para um isolamento doentio.

Os relacionamentos à distância são muito sedutores, a realidade nem sempre. É necessário aprender a lidar com as diferenças e a virtualidade acaba anulando esta necessidade. Assim, o perfeito e idealizado parece real.

A Internet pode favorecer as situações sensuais novas. Através da máquina, a pessoa pode dar vazão às mais variadas fantasias eróticas, trata-se da masturbação da era virtual.

A virtualidade precisa ser usada como aliada no desenvolvimento dos relacionamentos e da própria sexualidade, é importante saber usar a favor e não contra. Os benefícios, não resta dúvida, serão expressivos.

A facilidade que o virtual oferece é que provoca seu uso inadequado e excessivo, transformando o sexo, em sua primeira vítima, principalmente porque mascara as verdadeiras dificuldades sexuais.

Como podemos nos esconder atrás e através da máquina, a fantasia e os desejos podem ser vividos de modo explícito, sem o risco da timidez, da vergonha e da loucura.

O sexo virtual nada mais é do que uma forma de masturbação como estamos considerando, o que pode até ser salutar em algumas circunstâncias. O problema, não é a masturbação virtual em si, mas sua exclusividade como vivência erótica.

Parte III
A Descoberta do Prazer

Capítulo 14

Iniciando a vida sexual

Constantes são as dúvidas e inquietamentos de jovens no início de sua vida sexual.

São inúmeros *e-mails* com as mesmas questões. Vamos aproveitar um *e-mail* que melhor conseguiu sintetizar suas preocupações, sobre o início da vida sexual e sua baixa auto-estima.

Tenho 14 anos, e tive minha primeira relação sexual há pouco tempo, gostaria que me esclarecesse algumas questões:

1) Se estou realmente preparada para assumir uma relação sexual com meu namorado ou sou muito nova para isso? Sinceramente sinto-me insegura

2) Quando o pênis penetra minha vagina sinto muita dor, quando estas dores vão parar?

3) Por que às vezes não fico lubrificada?

4) O tamanho do pênis altera o orgasmo ou não?

5) Gostaria de saber também, qual o tamanho médio do pênis?

O início da vida sexual

Quem pode dizer se está preparada ou não para uma efetiva vida sexual é você, não tenha receio de perguntar, ninguém nasce sabendo. As pessoas acabam imaginando que as questões sexuais não devem ser comentadas, não devem ser pensadas, e é exatamente aí que reside a preparação para uma efetiva vida sexual.

Com a enorme demanda de informações, simplistas de maneira geral, em que o sexo fica o tempo todo sendo explorado como uma necessidade imediata, os adolescentes, já sentindo as reações do desejo sexual, são incentivados a experimentar e viver os sintomas de seus impulsos. Então 14 anos é a idade ideal para o início da vida sexual? Certamente que não, e isso não quer dizer que exista uma idade ideal. É melhor adquirir mais maturidade, o que normalmente deverá acontecer no desenvolvimento de todos adolescentes, sejam eles, meninos ou meninas.

A vivência sexual necessita de informações importantes. Não é vantagem nenhuma iniciar muito cedo. Importante dar tempo para que preparados possam desfrutar de seus benefícios. O que parecia tão estimulante, tão deliciosamente difundido como um prazer de indescritível libertação, muitas vezes acaba por transformar-se numa dor de cabeça sem fim.

Chegou a minha vez

Não precisa ter pressa. O sexo como tudo na vida merece uma atenção especial, tanto dos adolescentes, quanto dos pais, gerentes de informações importantes para o pleno desenvolvimento da sexualidade dos filhos. Infelizmente na maioria das vezes se furtam a estas informações. Normalmente, por absoluta falta de conhecimentos, não por omissão.

O fato de os pais não terem recebido de seus pais, professores ou da sociedade, esclarecimento de suas dúvidas, faz com que não consigam passar orientações adequadas aos próprios filhos. De maneira geral se fecham acreditando que eles já sabem, ou aprenderão em algum lugar, na rua ou na escola.

Os filhos ficam sem "eira nem beira", absolutamente perdidos, buscam informações nem sempre confiáveis e em geral distorcidas, acarretando desnecessários conflitos.

A prática sexual e a dor

O envolvimento afetivo e os estímulos de desejo, facilitarão o esperado prazer.

A dor na penetração acontecerá na medida que a vagina ainda não estiver pronta para receber o pênis, ou a relação for feita de forma precipitada. O relaxamento acontece quando a mulher sente-se pronta e preparada para a relação.

A vagina se contrai, entre outros motivos pela ansiedade provocada pelo desejo, dificultando o relaxamento muscular. Lembrar que a vagina é um conjunto de músculos, o que pode causar vaginismo: contração involuntária da vagina. A dor acontecerá na medida que a mulher não consiga o relaxamento vaginal adequado.

Outros fatores como infecção e irritação, podem contribuir com a dor. Neste caso não resta dúvida que fazem-se necessários cuidados médicos. O início da vida sexual deve ser precedido por uma consulta ao ginecologista, o que infelizmente, quase nunca acontece, sobretudo entre os jovens com menor poder econômico.

A lubrificação

A lubrificação vaginal é correspondente à ereção no homem, o que facilitará a penetração do pênis na vagina. Na medida que a mulher se excita produz uma secreção lubrificante. Se isso não acontece, ela pode bloquear seu desejo, dificultando o excitamento, impedindo uma lubrificação suficiente para uma penetração prazerosa.

Usando um gel lubrificante

Dá para transar sem produzir a lubrificação e mesmo assim não sentir dor? Hoje existem alguns gels a base de água que se encontram em qualquer drogaria, com função lubrificante, não causando irritação, e outros incômodos.

Estes gels normalmente são usados por mulheres que apresentam "ressecamento vaginal" o que pode acontecer na menopausa, ou ainda devido a um problema orgânico, isso sem contar com a já mencionada falta de excitamento adequado.

O Pênis

O tamanho médio do pênis ereto vai de 12 a 17 cm.

A vagina tem uma elasticidade que acomoda o pênis, se adaptando ao seu tamanho, entretanto um pênis muito grande, costuma causar algum incômodo, o quanto maior melhor, não passa de um mito, isso só acontece em filmes pornôs.

Pênis muito pequenos (menos de 5 cm), em geral deixam uma sensação de vazio, exatamente porque não conseguem estabelecer o atrito sexual, necessário ao excitamento. Felizmente casos assim são muito raros e existem recursos médicos para o aumento cirúrgico do pênis.

O Orgasmo

O orgasmo, entretanto, independe do tamanho do pênis, normalmente só a penetração não é suficiente para que o orgasmo aconteça.

As chamadas preliminares que é correspondente a preparação para o excitamento, são muito importantes pois a estimulação do clitóris e da vagina, além da excitação provocada por carícias nos seios, são grandes auxiliares na obtenção do orgasmo da mulher.

A masturbação

Importante na descoberta da sexualidade, a masturbação em geral é muito intensa na adolescência, sendo normalmente a primeira e efetiva vivência sexual, que não deve ser desprezada, muito pelo contrário. Na medida em que a pessoa se descobre sexualmente, poderá ter na masturbação uma aliada importante no preparo para sua vida sexual futura entre os parceiros.

Sobre a masturbação convém esclarecer alguns equívocos produzidos ao longo dos tempos como inibidores da sexualidade humana. O tema masturbação tem capítulo especial.

Mitos

A masturbação não causa espinhas, pêlos nas mãos, e muito menos provoca alterações mentais. Isso tudo não passa de tabus sem nenhum fundamento, aspectos estes articulados a repressão sexual, originados a partir das crenças religiosas e seus correspondentes dogmas.

Cuidados

Não esquecer que em tempos de DSTs, (doenças sexualmente transmissíveis) inclusive a Aids, todo cuidado é pouco, para que o exercício da própria sexualidade com o outro seja tranqüilo e seguro.

O uso da camisinha é imprescindível, não só para prevenir as possíveis doenças, quanto para se proteger de uma gravidez indesejada (tão comum em adolescentes que iniciam a vida sexual precocemente). Hoje além da camisinha masculina, existe também a camisinha feminina, embora pouco difundida, não menos eficiente.

Finalizando

O preparo para a vida sexual, passa por informações adequadas e sérias. Sexo faz parte de nossas necessidades físicas e psíquicas, mas tem hora para começar e momento para vivê-lo.

O instante certo será percebido com o desenvolvimento da maturidade.

Alguém que pretende ter uma vida sexual prazerosa e saudável, não pode prescindir destas informações.

1. Falando de sexo com os filhos

Torna-se cada vez mais importante naturalizar a moral do que moralizar a natureza humana.

Freqüentemente os pais se vêem frente ao dilema de identificar o momento de conversar sobre sexo com os filhos. A dificuldade fica ainda maior, pois os pais dificilmente percebem o crescimento deles.

Acabam estabelecendo critérios conservadores, que os impedem de aceitar que seus filhos já estão preparados para receber os necessários ensinamentos sobre sexo. Os pais muitas vezes se excluem da árdua tarefa de ter que lidar com a emergente sexualidade dos filhos.

Os pais não devem se iludir com a hipótese de que seu filho ainda não esteja preparado para receber a orientação necessária sobre o início de sua vida sexual. A grande maioria das meninas de 15 anos já tocaram no pênis de um garoto e com uma porcentagem mais elevada ainda, os meninos com esta idade já tocaram na vagina de alguma garota. Isso sem falar que, próximo aos 18 anos, muitos meninos e porcentagem expressiva das meninas já experimentou uma relação sexual. Portanto o que parece ser tão estranho e distante, está muito mais próximo dos filhos do que os pais podem imaginar.

O interesse por assuntos que digam respeito ao sexo, não serão mais elucidadores, somente pela quantidade de vezes que os pais puderem conversar a respeito. Também é importante considerar o processo biológico natural que está acontecendo com os filhos neste momento.

Falar sobre sexo tornou-se constrangedor para todos nós, tão influenciados pelos fantasmas e tabus, configurando uma prejudicial herança de nossos antepassados. Estes também foram mal informados e conseqüentemente, nos transmitiram uma série de normas e preconceitos, que excluíram do sexo a espontaneidade própria da natureza.

Cabe a você mãe, a você pai, administrar suas dificuldades sexuais, para que seus filhos sejam senhores de uma vida sexual consciente, espontânea e responsável. Quanto melhor a informação que os filhos obtiverem dos pais, melhor poderão lidar com sua sexualidade.

Os pais não imaginam a dificuldade que seus filhos têm em lidar com a própria sexualidade. Não podemos esquecer que todos já passamos por isso, quando as descobertas sexuais aconteceram, onde tudo era muito novo, e de difícil entendimento.

Seria mais tranqüilo que as primeiras informações e descobertas fossem esclarecidas em casa, para que os filhos se tornassem adolescentes adequados e equilibrados no que tange à própria sexualidade. O que se observa entretanto, é que os pais se fecham, parecendo que sexo é assunto proibido com os filhos. Não tenham dúvida, os filhos fatalmente tentarão obter as informações necessárias fora de casa, muitas vezes de forma inadequada.

Se os pais tiverem alguma dificuldade em conversar com os filhos a respeito de sexo, nada impede de buscar ajuda profissional, sempre bem-vinda neste momento.

Capítulo 15

As zonas erógenas

Qualquer região do revestimento de pele ou mucosa de cada parte do corpo é capaz de provocar excitação de natureza sexual, o que psicanaliticamente chamamos de zonas erógenas.

O potencial erógeno é uma propriedade de toda parte constituinte do corpo humano. Algumas partes do corpo humano, entretanto, são predestinadas a serem estimuladas sexualmente mais do que outras. Estas zonas erógenas são fontes de auto-erotismo.

A sensação erótica pode diferir de indivíduo para indivíduo, isto é, a estimulação poderá ser mais intensa em determinados pontos para um e nem sempre ser coincidente com a sensação do outro.

Normalmente, as mulheres sentem muito prazer ao serem tocadas nos seios, entretanto algumas outras não conseguem o mesmo resultado. Por outro lado conseguem um excitamento muito grande, por exemplo, ao serem tocadas na nuca, nas costas, ou nas pernas, sem falar das áreas genitais.

Já os homens sentem muito prazer ao serem estimulados em seus genitais, embora podendo ser estimulados em diversas partes do corpo. Isso nem sempre acontece, se equivocam ao não valorizar o toque em outras áreas, que poderia lhes proporcionar prazer muito intenso.

A boca por seu revestimento predominantemente mucoso é considerada como a primeira zona erógena no desenvolvimento da psicossexualidade. É também a sede do erotismo oral, onde se fundamenta a primeira forma de conhecer o mundo exterior ao sujeito: diferenciar tudo que pode ser tragado ou engolido daquilo que tem de ser posto para fora ou cuspido. Como todas as outras zonas erógenas, a boca faz parte das relações sexuais.

O erotismo, de modo saudável, pode ser enriquecido pelo sexo oral, hoje mais aceito e, portanto menos reprimido. Constatamos que o sexo oral está presente durante quase todas as preliminares sexuais, facilitando a confiança e o relaxamento.

A segunda zona erógena situa-se na região anal e está articulada com as possibilidades de retenção ou de excreção das fezes.

Aproximadamente aos 3 ou 4 anos, a parte do corpo mais visualizada, costuma ser o pênis, nos meninos. Já, o clitóris nas meninas é visto como um pênis rudimentar, embora para as meninas tanto a vagina como o clitóris, despertem pouca atenção. Tal zona erógena denomina-se *fálica* e está associada com a possibilidade de penetração. Nessa etapa também costuma surgir o medo da castração.

Finalmente ocorre a etapa genital, onde a zona erógena está articulada com os órgãos genitais: pênis e vagina.

Capítulo 16

Masturbação: do vício à virtude

Acreditamos não haver dúvida de que a masturbação é o ato sexual mais praticado pela humanidade desde seus primórdios até hoje.

A procura do prazer solitário, a conhecida masturbação, normalmente é a primeira manifestação sexual, presente na vida de quase todas as pessoas.

Embora hoje, já seja vista como uma prática até mesmo saudável e necessária para o conhecimento do próprio corpo, no que tange a busca do prazer sexual e a forma de obtê-lo. Mas, sabemos que nem sempre foi assim.

Devido a tantos mitos, tabus, preceitos religiosos e normas pseudocientíficas, teve sua importância claramente menosprezada na grande maioria dos estudos sobre a sexualidade humana.

A palavra masturbação vem do latim, "masturbare, masturbatio", (masturbar, masturbação), ou seja, sujar as mãos.

Podemos perceber o enorme significado negativo que herdamos, relacionado à prática da masturbação.

No mundo de hoje, quase todos os rapazes na puberdade e adolescência se masturbam, em função do maior volume de informações e melhor conhecimento do próprio corpo.

Por muito tempo a masturbação foi uma conduta tida como masculina, poucas mulheres efetivamente se masturbavam, e as que o faziam, silenciavam frente a tal transgressão.

Entretanto, o mais natural é que todos acabem descobrindo o prazer do toque sexual com as próprias mãos: afinal de contas o desejo começa na puberdade, se consagra na adolescência e permanece por toda a vida.

É oportuno lembrar que a culpa ainda ronda a liberdade do toque masturbatório, pois por muito tempo a masturbação se manteve como vilã da sexualidade, afinal de contas este prazer não era lícito.

Grande maioria das mulheres consegue facilmente o orgasmo pela masturbação, o que nem sempre ocorre no relacionamento com o parceiro, entre outros motivos, pela facilidade de encontrar o toque preciso, a liberdade do desempenho e o descompromisso com o tempo. Também é oportuno lembrar que na Idade Média, as mulheres eram protagonistas de certa prática masturbatória intensa, aceita e até mesmo incentivada. Quando morriam, levavam junto ao corpo os objetos fálicos, com os quais em vida se masturbavam. Porém, a masturbação acabou injustamente penalizada. A ela foi atribuída não só a loucura, mas uma série de anomalias e doenças que poderiam advir de sua prática. Era a encarnação da impureza, trazendo como resultado um prejuízo muito grande à saúde.

A condenação do ato masturbatório e suas conseqüências foram tão fortes que até hoje e possivelmente por muito tempo ainda, estará associada à vergonha e pecado, herança das crenças religiosas que encontraram na masturbação o bode expiatório de suas teorias sobre virgindade e pureza. O dogma de que todo prazer deveria ser espiritual, tornou a masturbação uma conduta proibida.

Como a masturbação era prazer do corpo e não do espírito, o sexo deveria ser usado unicamente para a função reprodutiva como nos animais. Importante lembrar que a masturbação também é conhecida como "onanismo", termo hoje muito pouco usado.

Curiosamente o onanismo era associado à criatividade e já foi usado para explicar e descrever a criação do mundo pelos elaboradores das religiões. O deus Aton, recorreu à masturbação para explicar a criação do mundo.

Contribuindo ainda pela má fama da masturbação, por volta de 1758 o médico suíço Samuel Tissot, desenvolvia um trabalho sobre sexualidade em que categoricamente descrevia as conseqüências maléficas da masturbação. Afirmava que a prática masturbatória enfraquecia o sistema nervoso, facilitando as doenças, e fragilizando o organismo como um todo, inclusive podendo levar seus praticantes, desde a loucura até a morte.

Não é à-toa que hoje tenhamos recebido essa abominável herança em que o prazer sexual, compreendido de modo equivocado, foi responsável por muitos preconceitos e traumas de toda ordem com relação à sexualidade e ao erotismo.

Desde a infância, a curiosidade se torna acentuada, uma vez que tudo é novo, e não seria diferente com as primeiras percepções sexuais já se manifestando, embora o toque e a estimulação tenham objetivos eróticos. Considerar porém, que muitas vezes, ocorre a ereção no homem, assim como a lubrificação vaginal na mulher, apenas como manifestação fisiológica.

Na adolescência se intensificam as manifestações sexuais. Nos meninos as ereções são constantes e nem sempre os mesmo conseguem ter o controle adequado para o desempenho de outras atividades. Nas meninas há uma intensificação das secreções vaginais.

O simples fato de trazer à memória alguma cena ou situação erótica, já é o bastante tanto nos meninos, quanto nas meninas para que ocorram os desejos sexuais, abrindo o caminho das descobertas, onde a masturbação poderá acontecer espontaneamente, num misto de curiosidade e experimentos a ela relacionados.

A grande carga hormonal presente na adolescência será responsável pelas transformações do corpo, nas meninas e nos meninos, com o aparecimento dos pêlos púbicos. Nas meninas o aparecimento das mamas e as formas arredondadas dos quadris. Nos meninos a musculatura se avoluma, a voz engrossa, os pêlos se distribuem pelo corpo, inclusive pelo rosto.

Os adolescentes entram na fase em que se preparam sexualmente como reprodutores podendo transmitir seus genes e assim dar continuidade à vida.

A já mencionada explosão hormonal é tão intensa, que acaba trazendo junto, além das espinhas no rosto, uma insegurança com as transformações corporais, e hoje sabemos que isso ocorre independentemente dos adolescentes se masturbarem ou não, como sugerem tantos preconceitos emanados, sobretudo dos mitos religiosos e informações pseudocientíficas. A masturbação costuma ser saudável em todas as fases da vida. Somente deixa de ser benéfica ao tornar-se tão exclusiva que elimine qualquer outra manifestação sexual entre os parceiros. Também deixa de ser sadia na medida em que objetiva aplacar a ansiedade e as tensões. O indivíduo já não consegue exercer suas atividades corriqueiras e naturais, tais como: divertir-se, sair com amigos, praticar esportes, estudar ou até mesmo cumprir suas funções profissionais.

Nessa circunstância, a masturbação torna-se uma atividade compulsiva, refletindo outras disfunções.

Torna-se oportuno, uma avaliação e acompanhamento terapêutico para investigar o foco das tensões, conflitos emocionais envolvidos e conseqüente compulsão.

Quanto maior tranqüilidade tiverem pais e educadores com relação ao desenvolvimento sexual de seus filhos e educandos, quanto mais conseguirem discutir assuntos referentes ao sexo e a sexualidade, incluindo a masturbação, tanto melhor serão os conhecimentos da vida sexual como um todo.

Lembrar ainda que a atividade masturbatória torna-se uma forma de prazer saudável, na vida de solteiro, na velhice, quando ocorre impotência do companheiro, na viuvez, ou ainda na ausência do parceiro em qualquer fase da vida.

Mulheres casadas com homens que se tornam impotentes têm na masturbação um recurso importante para manutenção da atividade e prazer sexual.

Como já enfatizamos, o relacionamento com o parceiro torna-se melhor, mais saudável e proveitoso, na medida em que as pessoas tiverem maiores conhecimentos sobre o sexo, sensações e possibilidades sexuais. O orgasmo sentido pela masturbação costuma ser mais intenso. Isso não quer dizer que seja mais satisfatório. A satisfação masturbatória pode, inclusive, preparar e enriquecer o relacionamento sexual com o parceiro.

O orgasmo sentido no relacionamento sexual a dois tem o outro como aquele que autoriza e testemunha o pleno prazer.

Novos tempos... Novos conceitos.

Em tempos modernos, não podemos mais prescindir de informações corretas e lúcidas sobre os verdadeiros efeitos da masturbação, suas manifestações e benefícios.

Considerar a masturbação como um vício, como caricatura de prazer, condenando-a simplesmente sem maiores motivos, nada mais é do que falta de conhecimento, num mundo que existe constante elucidação dos mistérios da vida e principalmente respeito às manifestações espontâneas e necessárias. O que esperamos é a busca de uma sexualidade adequada aos padrões modernos, sem mitos, repressões e culpas excessivas.

A iniciação sexual que se faz através da masturbação é um direito que necessita ser exercido com conhecimento e tranqüilidade, sem julgamentos simplistas e muitas vezes aviltantes, que podem causar prejuízos desnecessários.

Cabe aos educadores a missão de orientar e respeitar a sexualidade emergente dos jovens. O conhecimento adequado poderá contribuir para que tenham uma vida sexual equilibrada e construtiva.

Ou fazemos algo para colocar as coisas em seu devido lugar, ou os mitos, medos e preconceitos podem se perpetuar, dificultando e empobrecendo o cotidiano das pessoas, já vitimadas pelo caos e violência peculiares aos novos tempos.

Capítulo 17

O tabu da virgindade

A virgindade ainda é tida como um bem que deve ser preservado, e dependendo da orientação, da educação familiar ou religiosa, sua preservação terá um peso bem maior.

Com certeza, um grande número de mulheres, mesmo hoje, chegam ao casamento sem a realização do ato sexual completo.

Há pouco tempo atrás, quem não chegasse virgem ao casamento não era vista com bons olhos, e dificilmente alguém revelava não ser mais virgem, pois a abstinência sexual da mulher era uma norma reconhecidamente aceita e difundida pela sociedade.

Seria hoje a valorização da virgindade um benefício que se perdeu no tempo? Absolutamente! Por sinal, os motivos que determinavam a virgindade, hoje já não apresentam mais nenhum efeito positivo. Os estímulos são tão grandes, os apelos tão ousados, que fica difícil imaginar que alguém possa passar imune face a tremenda avalanche de sedução. A gama de esclarecimentos e oportunidades de ler, falar e comentar sobre sexo é tão vasta, que poucas pessoas, com meios de comunicação a seu dispor, não têm os esclarecimentos mínimos adequados. Assim, a virgindade tem que ser melhor entendida, e nos moldes do que sempre se imaginou, ainda que esteja preservada, não existe mais em sua essência.

De algum modo deixamos de ser virgens, quando nos deparamos com nossa sexualidade, que passa a se manifestar com o desenvolvimento natural de todos nós. Sendo assim, deixar de viver a sexualidade em sua essência com o outro é complicado, pois colocamos em risco a vida sexual com a pessoa escolhida.

A atitude anacrônica e muitas vezes equivocada, da preservação da virgindade, pode trazer surpresas desagradáveis, tais como descobrir uma incompatibilidade sexual com o companheiro ou companheira, no relacionamento futuro.

O envolvimento sexual antes do casamento pode ser importante em todos aspectos, tanto físico, quanto afetivo, o que contribui para uma boa compatibilidade entre os parceiros, objetivando uma vida mais natural, em que o respeito pelos clamores do corpo seja considerado.

Capítulo 18

A plenitude do prazer: o orgasmo

Provavelmente, não exista prazer mais intenso e completo do que o proporcionado pelo orgasmo.

Ocorre que, nem sempre, as pessoas envolvidas avaliam que sua intensidade e prazer possam ser potencializados pelo toque que antecedem a grande explosão orgástica.

Os estímulos táteis, além da pele e do coração acelerado, depois do cérebro são os maiores responsáveis pelo excitamento.

A consciência do desejo é aprender a valorizar o toque das carícias, possibilitando ao casal perceber o exato momento em que os corpos possam se unir.

O orgasmo pode chegar rapidamente se o homem estiver num grau de excitamento muito avançado, e desta forma, não conseguir controlar sua ansiedade. O mesmo pode acontecer com a mulher.

O mais comum é a mulher necessitar de mais tempo para que o estímulo seja suficiente para alcançar o desejado prazer. Cabe ao homem dimensionar o controle de seu excitamento para que os dois alcancem o orgasmo.

O orgasmo compõe-se de várias fases, na medida em que o excitamento vai se intensificando.

Podemos didaticamente considerar as seguintes etapas do orgasmo: excitamento, plateau, clímax e relaxamento.

O **excitamento** será o tempo necessário para que os dois se estimulem. Poderá ser agradável na medida em que este tempo seja prolongado. No homem constata-se o excitamento através da ereção em geral muito rapidamente. Nas mulheres que em geral precisam de mais tempo e estímulo, a excitação se manifesta com a vagina umedecida e os lábios tanto grandes como pequenos intumescidos. O útero se eleva discretamente com o fluxo de sangue e o clitóris se enrijece numa pequena ereção.

O **plateau** se dá imediatamente antes do orgasmo. O corpo da mulher fica mais quente e rosado, seios e mamilos ficam maiores e rígidos, inclusive com a possibilidade de alguns espasmos involuntários.

O **clímax** ocorre na medida em que a vagina se movimenta, aumentando e diminuindo sua contração, o clitóris intumescido é abraçado pelos grandes lábios.

O movimento escapa da lógica, na ritmada manifestação do desejo, onde o corpo se contrai, respiração e pressão arterial se alteram em grande explosão do prazer. *Isto é o orgasmo.*

O **relaxamento** costuma acontecer de forma diferente no homem e na mulher. O homem facilmente se entrega ao sono tranqüilo.

A mulher em geral quer aproveitar o momento mágico que viveu contemplando a pessoa que lhe proporcionou todo aquele prazer.

1. Onde acontece o orgasmo?

Neste contexto é muito oportuno recordarmos que a grande maioria dos enunciados científicos foi elaborada pelos homens, inseridos em ideologias machistas.

Deste modo, inclusive, até a teoria psicanalítica desenvolvida por Freud, valorizou o orgasmo vaginal em detrimento do orgasmo clitoriano. Como se o orgasmo clitoriano fosse um orgasmo infantil e o vaginal o orgasmo adulto, pleno.

Também, inclusive nos dias de hoje, muitos ginecologistas pressupõem como mais saudável o orgasmo sentido através da penetração vaginal, mesmo reconhecendo a importância do clitóris como privilegiada zona erógena.

É claro que as mulheres foram bastante influenciadas por estas opiniões, que embora aparentemente científicas, podem não corresponder à realidade.

Assim, muitas mulheres que não conseguem atingir o chamado orgasmo vaginal, sentem-se incompletas, quando não, até mesmo frígidas.

Importante considerarmos que não existe orgasmo feminino sem a intervenção do clitóris.

Mesmo no orgasmo vaginal, observa-se que a penetração se faz com o pênis estimulando a entrada da vagina, ao mesmo tempo em que fricciona o clitóris.

O clitóris é um órgão extenso que se irradia por trás dos lábios maiores e menores da vagina e também sobre a entrada do conduto vaginal.

Levando-se em conta estas constatações anatômicas e considerando que os dois terços superiores da vagina não possuem terminações nervosas a serem estimuladas, nos faz concluir que todo orgasmo tem a participação do clitóris e as diferenças entre as formas do orgasmo feminino não correspondem às teorias baseadas na ideologia machista, que ainda persistem em nossos tempos.

2. As várias formas de orgasmo

A dificuldade que as mulheres têm de chegar ao orgasmo, encontra na ansiedade o seu mais poderoso componente, pois a mesma torna a sensação do prazer, um imperativo, o que impede sua realização.

Os casais muitas vezes almejam chegar ao orgasmo ao mesmo tempo, o que nem sempre é possível. Somente casais com melhor sintonia e relaxamento, conseguem tamanho grau de compatibilidade onde a sensação do orgasmo provoca a cumplicidade do gozo, fazendo com que os dois o sintam no mesmo tempo.

Assistir ao orgasmo do parceiro é sempre muito estimulante. Já o orgasmo simultâneo consagra a cumplicidade.

Para os casais onde esta simultaneidade não acontece, a sensação de provocar o gozo do outro é um estímulo muito grande no relacionamento sexual. O fato do mesmo não ocorrer simultaneamente no relacionamento, não diminui seu valor e importância. O orgasmo virá espontaneamente, desde que haja um relaxamento alicerçado na sensação do prazer.

Muitas mulheres se queixam, pois não conseguem sentir o orgasmo, embora a relação sexual em si seja agradável. Ficam negociando o momento mais oportuno do orgasmo e assim saem fora de sintonia com a sensação prazerosa o que acaba inibindo o orgasmo: a máxima expressão do desejo.

O orgasmo mesmo quando você o provoca estimulando-se, não tem sua importância nem intensidade diminuídas.

Se você normalmente chega ao orgasmo com o parceiro, aproveite para se entregar e verá que a disponibilidade para o prazer e o relaxamento ganham cada vez mais importância.

O parceiro nem sempre sabe o que é mais prazeroso e agradável para você, portanto não se prive de comunicar-lhe com gestos e com palavras. Silenciar estas sensações não é o melhor caminho.

Faça-o perceber a intensidade do prazer que está sentindo e comunique-se de modo mais claro possível, no momento em que ele ocorre.

Não tenha medo de seus desejos, busque o prazer com determinação e ele virá com a intensidade adequada para o relaxamento. O prazer é um direito seu, lícito e natural.

3. Orgasmo, por que não consigo?

O orgasmo, complexo e desejado, ganhou a importância de uma verdadeira conquista. Muitas mulheres, infelizmente constatam, não é tão simples de ser alcançado.

Mulheres privilegiadas conseguem obter o orgasmo com relativa facilidade, tanto na masturbação quanto na penetração, outras, embora mais raras, conseguem o prazer pelo roçar das coxas, ou ainda, o toque nos seios. São as hipersensitivas, as multiorgásticas que conseguem ter três, quatro ou mais orgasmos seguidos, sem falar das poliorgásticas, que conseguem um orgasmo após o outro sem sair da excitação primeira, permanecendo no platô por um tempo muito extenso.

Poucas mulheres efetivamente conseguem esta multiplicidade de orgasmos; características pessoais é que farão a diferença.

Existem também as mulheres que nunca conseguiram sequer um único orgasmo e outras poucas que nunca o conseguirão.

Vamos falar das que conseguem o orgasmo pela estimulação do clitóris ou masturbação e não o conseguem pela penetração.

O corpo da mulher é misterioso, sendo assim, a privilegia com várias possibilidades na obtenção do prazer. Sabemos hoje que o corpo da mulher tem uma estrutura voltada para dar e receber prazer.

O orgasmo é uma sensação que para acontecer necessita de alguns predicados, tais como: conhecimento do próprio corpo, fantasias, envolvimento e desejo.

A vagina não possui inervação internamente. As sensações eróticas são facilitadas pela estimulação do clitóris que tem sua composição pronta para o prazer, já que apresenta uma estrutura rica em terminações nervosas, próprias para a sensibilidade e os estímulos.

A mulher que consegue chegar ao orgasmo pela estimulação clitoriana tem por si só, estabelecida sua capacidade orgástica, mesmo que não seja tão fácil alcançar o orgasmo na penetração.

O orgasmo sentido na penetração diz respeito à maior liberdade íntima que as mulheres consigam ter com o próprio corpo. Quanto mais conseguirem se desprender de supostas proibições de prazer e mitos sexuais, quanto mais liberdade tiverem na lida com o próprio desejo e com suas fantasias, maiores serão as chances de que o orgasmo vaginal não seja somente uma expectativa ansiosa, mas uma realização.

Por outro lado como já afirmamos, o orgasmo vaginal não pode ser objeto de uma busca desenfreada em detrimento do orgasmo clitoriano, já que qualquer forma de orgasmo vale a pena.

4. Qualquer forma de orgasmo vale a pena

Conforme estamos considerando, é difícil para uma grande maioria de mulheres sentir o orgasmo vaginal, embora quase todas consigam sem problemas o orgasmo clitoriano.

O orgasmo vaginal tornou-se um desejado sonho que teima em não ser realizado.

Muitas mulheres o buscam como quem vai para uma grande batalha, tentando conseguir esse, que se tornou a síntese do orgasmo maduro e perfeito.

O orgasmo vaginal objetiva inconscientemente ser o responsável pela manutenção da espécie, por sua finalidade reprodutiva. Portanto, a mulher que conseguia orgasmo vaginal, tinha um valor adicionado a função reprodutiva, pois com ele e através dele, ela estaria fazendo o papel de propagadora da espécie.

O orgasmo vaginal pressupõe penetração vaginal, tornando a gravidez viável. A possibilidade de ser penetrada e sentir prazer, inconscientemente está associada à função da maternidade.

O orgasmo clitoriano, ao contrário, era considerado o "orgasmo precário", um orgasmo estéril. Sua prática era desestimulada e reprimida, originando a conotação de incompleto, quando não de anormal.

Alguns pensadores, em geral homens, acreditavam que este orgasmo era uma rivalidade da mulher com postura masculina, aquela que dispensava o pênis.

Essa competição com a figura masculina, a inveja do pênis, como se o pênis tivesse mais valor do que o clitóris e a vagina, poderia inconscientemente dificultar o orgasmo vaginal. Freud chegou a acreditar nisso, embora posteriormente constatasse que estivera equivocado. Lembrar que muitas mulheres podem não conseguir o orgasmo vaginal, por uma série de motivos, tais como: razões anatômicas ou doenças orgânicas.

As que conseguiram ter o orgasmo vaginal, com o pênis penetrado, criaram um modelo de prazer como certo privilégio especial, fazendo com que as mulheres que não alcançassem o prazer desta forma, tivessem sentimento de inferioridade, e fossem assim privadas do prazer maior.

O orgasmo clitoriano é exterior, sendo mais fácil de ser alcançado. O clitóris tem como única função, o prazer, como já foi mencionado. O orgasmo vaginal normalmente depende de algumas condições, como o envolvimento com a pessoa desejada.

Ser penetrada pode significar a aceitação do parceiro de forma incondicional. A mulher pode apenas ter um filho por ano, ao contrário do homem que pode produzir até centenas de filhos. Assim cabe à mulher ser mais seletiva e cuidadosa com seu corpo. Foi aprendendo a se defender, daí a escolha do orgasmo clitoriano. Podemos defini-lo como um orgasmo independente.

Artifícios como vibradores e outros, têm a função de substituir a figura masculina sem o envolvimento afetivo, gravidez indesejada ou Dsts. Embora a grande maioria de mulheres que fazem uso dos vibradores, crie também fantasias de envolvimentos afetivos como facilitadores do excitamento.

É importante a mulher não questionar o orgasmo em sua forma, mas conseguir desfrutar do prazer, sem ficar elaborando teorias que validem apenas um ou outro tipo de orgasmo. Mesmo porque as mulheres têm o privilégio de alcançar o orgasmo de várias formas.

Freud chegou a classificar a libido como uma pulsão tipicamente masculina, o que mais tarde foi confirmado pelos endocrinologistas, por conta da testosterona, um hormônio que embora presente nos dois sexos, tem no homem maior poder de ação, já que é produzido em maior quantidade.

O importante, ao buscar o prazer sexual, é conseguir a liberdade de viver toda a sensação erótica que este pode lhe proporcionar como resultado, uma melhor auto-estima e maior disposição para a vida. Enquanto algumas mulheres ficam questionando o próprio prazer, ou alimentam sentimentos de culpa, perdem a capacidade de sentir as manifestações eróticas.

Podemos assim concluir que não existe orgasmo menos importante: qualquer forma de orgasmo, vale a pena.

5. Quando o choro acompanha o orgasmo

Algumas considerações sobre o aparente paradoxo entre o orgasmo e o choro

Importante considerar que o choro nem sempre se relaciona com o sofrimento e a dor. Pode significar exatamente a liberação das emoções contidas, necessitando assim de um canal próprio para sua exteriorização.

Muitas são as possibilidades emotivas: o recebimento de coisas boas, a graça concedida, o troféu da vitória, o êxtase contemplativo e o prazer sexual, que pode desencadear o choro.

A intensidade do orgasmo faz com que muitas mulheres chorem confundindo o parceiro que, normalmente, não consegue entender o choro depois do gozo. As emoções contidas aproveitam o momento do êxtase, e desta forma liberam-se, trazendo conforto e prazer, num saudável benefício para o equilíbrio psíquico.

Podemos classificar o choro que acompanha o orgasmo em quatro possibilidades:

1º - O choro como a expressão de um prazer extremado, tão intenso que chega a ser paradoxalmente doído. Neste caso, choro de felicidade, encontra-se mesclado a resposta psicofisiológica: ou seja, o orgasmo.

2º - O orgasmo pegando carona em outros sentimentos profundos, desencadeando então choro, como expressão de felicidade.

3º - Considerar o fato de algumas mulheres chorarem no instante do orgasmo, conscientes de que vivem um momento de muita felicidade, mas com a pessoa errada. Possuem consciência de que embora entregues emocionalmente, o relacionamento não terá a mínima possibilidade de caminhar, de ir mais além, antecipando o provável sofrimento, aparecendo o choro.

4º - Já algumas mulheres choram porque continuam vivendo inconscientemente a repressão da própria sexualidade. No momento do orgasmo, explodem as emoções reprimidas e camufladas. Como se autorizassem a sentir aquilo que estava proibido, fazendo alguma coisa que não deveriam ter feito, um conflito entre o desejo sexual e a repressão, mediatizados pelo sentimento de culpa.

Feitas estas sucintas considerações, cabe aos homens tentar entender esta aparente incoerência entre prazer e lágrimas, que muitas vezes os surpreende no momento do orgasmo feminino.

Para o homem o orgasmo é esperado de modo mais livre e, portanto, dificilmente ele chora quando goza, porém, embora raro, pode acontecer pelas mesmas razões como nas mulheres que choram, quando gozam.

Capítulo 19

O ponto G

Chama-se ponto G, um local situado na vagina, à cerca de três centímetros do osso púbico, que pode estar mais ou menos para cima, dependendo do corpo de cada mulher.

O nome ponto G deve-se ao seu "descobridor ou inventor" Ernst Grafenberg, um obstetra e pesquisador alemão, isso por volta de 1940.

Nesta região existe uma profusão enorme de terminais nervosos, que trazem como conseqüência uma sensibilidade automática, embora nem todas as mulheres descrevam as sensações da mesma forma e intensidade, relacionadas a essa região.

A enorme repercussão desta "descoberta" associa-se ao mito do orgasmo mágico. A promessa é de que tendo identificado este ponto, a mulher conseguiria um orgasmo indescritivelmente intenso.

Como já foi conceituado o ponto G, nada mais é do que uma região altamente sensível pela profusão de terminações nervosas, fazendo com que algumas mulheres se sintam extremamente excitadas ao serem tocadas pelo parceiro tanto quando estimulada com as mãos, ou com o pênis.

Entretanto um grande número de mulheres não consegue identificar nenhuma alteração significativa em suas experiências sexuais, por mais intensas que sejam. Algumas inclusive, chegam a ter sensações até desagradáveis quando tocadas neste ponto. Outras têm mais sensibilidade nesta região.

Uma grande maioria das mulheres, embora nem sempre atinjam o orgasmo, não tornam este fato uma desagregação de sua sexualidade, nem de sua realização sexual. O contato e a entrega são grandes contribuintes para a plena realização do prazer, o mesmo não se pode dizer quando o relacionamento está repleto de conflitos e frustrações.

O que não pode é se deixar influenciar por conceitos mirabolantes e supostamente mágicos, criando uma instabilidade sexual exatamente naquelas pessoas que estão buscando entender sua sexualidade.

É importante salientar nesse contexto, que o exercício pleno da sexualidade ultrapassa o âmbito das terminações nervosas, estudadas pela neuroanatomia.

O ponto G, portanto, não passa de uma hipótese que talvez mereça novos estudos.

Capítulo 20

A ejaculação feminina

Agora iremos abordar o fenômeno sentido por algumas mulheres identificado como "ejaculação feminina".

A lubrificação sentida por elas, em função do excitamento potencializado tanto pela masturbação, quanto pelo relacionamento sexual, podem contribuir na produção excessiva do lubrificante vaginal.

Certas mulheres têm uma capacidade de lubrificação maior que outras, o que desencadeia muita quantidade de líquido lubrificante e quando atingem o orgasmo, é expelido em pequenos jatos, trazendo a sensação para a mulher, de estar ejaculando, o que não é verdade.

Tal fenômeno é experimentado por um número reduzido de mulheres, mas suficiente para especulações de que a ejaculação feminina seria possível de ser vivenciada por todas as mulheres.

A experiência destas mulheres nem sempre é bem vista por seus companheiros.

Muitas vezes são pegos de surpresa pela quantidade de líquido lubrificante, podendo inclusive acabar numa situação constrangedora.

Cabe à mulher, deixar claro ao parceiro sua capacidade de lubrificação, para que possa permanecer confiante, desfrutando de todas as variáveis sexuais, sentindo com liberdade natural sua manifestação de excitamento e gozo.

A grande maioria das mulheres, entretanto, não experimenta uma lubrificação de tal intensidade. Mesmo que possam apresentar uma lubrificação intensa, apenas sinalizam que a vagina está pronta para a penetração.

A ejaculação feminina não passa de um fenômeno a mais na complexa e misteriosa sexualidade feminina.

Seria o prazer sexual mais intenso na medida em que todas as mulheres pudessem experimentar tal fenômeno? Provavelmente não.

A ejaculação é um acontecimento que pertence à explosão sexual do homem. A lubrificação vaginal é uma ocorrência sexual feminina.

As exceções precisam ser tratadas como tal, não como norma, ou objetivos idealizados do prazer.

Parte IV
Os Jovens, A Gravidez e o Casamento

Capítulo 21

O casamento entre os jovens

O que acontece com os jovens quando resolvem se casar?

Na adolescência uma profusão de sensações hormonais faz com que os jovens adolescentes se apaixonem com muita intensidade, não poucas vezes com a sensação única de que nada mais tem a procurar e que já encontraram a pessoa que os fará feliz por toda a vida.

Ouvimos com freqüência frases como: sinto um amor tão grande que não consigo imaginar viver com outra pessoa, esta é a mulher da minha vida e com ela quero casar e ter filhos, ou este é o homem de minha vida.

Perfeito se isso não fosse dito por jovens de 16, 17, ou 18 anos, quando não com menos idade ainda. O que está errado é a crença incontestável do sentimento amoroso.

Os jovens querem tudo rápido, sentem que não podem perder tempo, muitas vezes tomando atitudes precipitadas e comprometedoras.

A adolescência é um momento de transformação, pois marca a transição de um corpo infantil para o corpo adulto, além da existência simultânea de fatores antagônicos, tais como um corpo de criança e um corpo de adulto, quando ela percebe que este corpo não é de adulto, mas também não é de criança, a voz não é de adulto, ao mesmo tempo não é de criança.

Um casamento neste momento crítico do desenvolvimento emocional, poderá criar uma série de obrigações e responsabilidades. Os jovens, não têm recursos suficientes para adequação tranqüila e coerente dos confusos sentimentos.

Sem falar na independência econômica que se alcança tardiamente, depois de um preparo escolar e a experiência do exercício profissional.

Por melhor intenção que tenham os adolescentes, não possuem estrutura psíquica suficiente e ao assumirem um compromisso definitivo, atropelam o desenvolvimento normal.

Na tentativa de um precoce amadurecimento, como se isso fosse possível, tomar uma atitude de compromisso num relacionamento definitivo, parece beirar a irresponsabilidade.

Muita pretensão será imaginar que darão conta de todas as exigências e ao acrescentar mais uma, estarão diante de uma situação no mínimo embaraçosa, podendo trazer conseqüências indesejáveis, sem falar de um possível comprometimento na vida adulta.

Possivelmente não conseguirão dar conta de tantas angústias e obrigações, ligadas ao novo papel, o papel de casal. No mínimo acabará acontecendo uma enorme confusão.

Mesmo que e apesar de tudo, o relacionamento transcorra de vento em popa e aconteça adequadamente com maturidade exemplar, o risco do desastre futuro no relacionamento é tão grande, que não valerá a pena.

Esperar o momento de maior maturidade, se efetivamente sua grande paixão se mantiver, aí sim, a possibilidade de um relacionamento duradouro e feliz, será bem-vindo com chances enormes de viverem uma felicidade realizadora.

Cabe aos pais, não entrarem no jogo dos jovens apaixonados, mostrando os caminhos e orientando para que a prudência fale mais alto.

Capítulo 22

A gravidez na adolescência

Quando a jovem se depara com a gravidez indesejada, está diante de um grande problema.

Muitos pais pensam que a melhor solução seria o casamento pura e simplesmente. Com toda certeza, casar somente porque a garota está grávida é um equívoco enorme.

Colocar no meio da relação uma outra história, precipita um fato com o qual dificilmente os envolvidos saberão lidar, principalmente em relação à competência e equilíbrio. É uma situação desreguladora dos projetos até então elaborados.

Como lidar com essa nova realidade?

Continuar separados parece ser o melhor caminho, no mínimo até o nascimento da criança.

Tendo o bebê nascido, deve-se avaliar se o amor e a intenção de estarem juntos persistem. Nesse caso, continuar o relacionamento poderá ser uma atitude madura, com chance de êxito.

É bom sempre perguntar: o que teria acontecido se a gravidez não existisse? O amor e o tempo de permanência na relação seriam suficientes para concluírem que o momento do casamento havia chegado?

O que acontece normalmente é que o casamento, em geral, surge de uma necessidade principalmente dos pais perante a sociedade, com seus preconceitos alicerçados geralmente em hipocrisias sem o menor fundamento.

Considerar a gravidez como se fosse uma situação esperada e que tudo está bem, não faz aumentar as possibilidades de um grande amor.

É fácil produzir o resultado que o inconsciente deseja e que a sociedade espera. Porém o casamento nesse momento parece ser a pior escolha.

A transgressão das normas sociais não coloca em xeque a idoneidade dos pais e muito menos a honra dos filhos.

Tanto a gravidez quanto o ato que a gerou não podem agora ser encobertos por uma acomodação social. A solução encontrada precisa ser benéfica aos jovens envolvidos.

Duas alternativas entre outras devem ser consideradas: a primeira, uma imediata interrupção da gravidez ocorrida numa hora indesejada, mas trazendo consigo, evidentemente, implicações não só psicológicas, mas também éticas, legais e religiosas. A segunda, diz respeito ao desejo de ter a criança, e para isso será preciso abrir mão de algumas facilidades mesmo tendo de enfrentar os obstáculos inerentes a essa escolha.

Casar neste momento parece não ser oportuno. Qualquer que seja a solução encarada, as dificuldades serão inevitáveis com relação aos próprios projetos, formação cultural e profissional. O que precisa ficar claro é que ter um filho não quer dizer se casar. Uma coisa é ter um filho, outra é se envolver no casamento.

É esperado que ambos os fatos ocorram ao mesmo tempo, mas no mundo moderno parece existir uma tendência a optar pela gravidez antes da efetiva escolha do parceiro. Condicionar uma iniciativa à outra, pode transformar-se num desastre.

Administrar a situação complicada e conflituosa, que por si só é a gravidez, exigirá grande maturidade que a adolescente possivelmente não tem. A personalidade em formação e ao mesmo tempo o casamento, torna tudo mais complicado ainda, exigindo uma dose extra de sacrifícios.

É necessário lembrar que embora a gravidez tenha acontecido de forma precipitada e inesperada, os envolvidos terão a missão de descobrir a verdade do próprio envolvimento. O que efetivamente um representa para o outro, adicionado àquilo que não estava previsto. O novo momento exigirá uma atitude madura, bem diferente do que conseguiram ter até aquele momento.

O equilíbrio emocional poderá sair fortalecido, dependendo de como a família lidará com a situação frente a uma gravidez indesejada.

Aquilo que parecia um desastre pode evoluir para conquista de estabilidade psíquica e crescimento emocional dos envolvidos.

Somente atitudes amadurecidas são capazes de modificar o curso dos acontecimentos.

Parte V
A Prática Sexual

Capítulo 23

A prática do sexo oral

A prática do sexo oral é um assunto delicado, pois remete ao desejo e a possibilidade de prazer, visto com certas objeções relativas ao excesso de higiene.

O sexo oral vem a ser a estimulação das áreas genitais com a boca, estendendo o prazer, sem transgredir as regras sexuais no exercício pleno da sexualidade.

Com o advento de maiores cuidados com a higiene e descoberta das sensações provocadas pelo toque bucal, o sexo oral passou a ser protagonista do erotismo, principalmente nas chamadas preliminares. Um excitamento preparatório que facilita e aumenta as possibilidades de um prazer maior.

Para as mulheres, o sexo oral funciona como um estimulador, com maiores possibilidades de alcançar o orgasmo, com carícias intensas da boca nos genitais, tendo no excitamento o desencadear do prazer.

Já para os homens, as sensações são também agradáveis, facilitando o prazer. Sem falar que se sente acolhido e desejado pela parceira numa manifestação de entrega.

Nas relações homossexuais, o sexo oral tornou-se condição importante em que os parceiros se entregam, facilitando o comprometimento de uma relação sexual estimulante e realizadora.

O sexo oral, entre as adolescentes, parece ser valorizado na medida em que escapam do peso da transgressão, ao mesmo tempo em que é mantida a virgindade, maquiando ou encobrindo normas sociais, transformando-se numa forma de viver a sexualidade emergente, sem parecer burlar os preconceitos familiares e da sociedade como um todo.

O sexo oral pode ser saudável e estimulante para a excitação, embora mereça alguns cuidados de higiene.

Embora não exista ainda uma comprovação efetiva de que o contato oral possa transmitir o vírus da Aids, costuma ser o meio de transmissão de outras doenças sexualmente transmissíveis, as *Dsts*: como *herpes, hpv,* entre outras.

Considerando alguns aspectos estatísticos, pesquisas americanas dão conta de que 80% das garotas de 14 anos sejam virgens, mas 25% deste total já tenham em algum momento praticado o sexo oral.

Entre os adolescentes, 47% se disseram virgens, embora 35% já tenham tido algum tipo de experiência sexual, como sexo oral ou masturbação mútua.

Também em pesquisas recentes, constatou-se que o número de adolescentes que praticam o sexo oral é muito grande e cada vez mais isso acontece mais cedo.

As manifestações sexuais na adolescência fazem com que os jovens encontrem no sexo oral uma forma de satisfazer seus desejos sexuais emergentes, sem parecer que estão fazendo o sexo proibido (a penetração vaginal). Lembrar, ainda, que com o sexo oral, está descartada uma possível gravidez.

Capítulo 24

A prática do sexo anal

O sexo anal consiste na realização do desejo, mediante a introdução do pênis ou outro objeto no ânus, e pode ser vivido tanto nas relações heterossexuais, quanto homossexuais.

O sexo anal está presente nas relações heterossexuais, principalmente porque os homens buscando uma variação sexual com suas parceiras, fantasiam a penetração anal como realização erótica, sem falar de um certo sentimento de domínio e poder.

As mulheres por outro lado, têm na fantasia sexual o desejo anal, mais como uma tentativa de satisfazer os impulsos sexuais do parceiro, agregando a esta experiência a possibilidade de demonstrar o quanto estão envolvidas na relação.

A entrega sexual nessa prática funciona como um aval sem restrições ao relacionamento como um todo.

Embora considerado por muito tempo, uma manifestação sexual impura e desaconselhável, as crenças religiosas sempre a condenaram veementemente. As igrejas abominam até hoje as relações homossexuais; não esquecer que muitos médicos a associavam a perversão e doenças.

O ânus não tem a lubrificação espontânea que acontece na vagina, quando do excitamento, portanto a relação anal necessita de alguns procedimentos, tais como lubrificação, hoje facilitada pelos gels a base de água encontrado em qualquer drogaria.

Lembrar que o ânus também compõe a região genital, ricamente irrigado e com possibilidades de excitamento quando estimulado, embora não tenha o propósito da prática sexual, pode sim, com criatividade, ser uma variação erótica.

Porém, não são todas as pessoas que obtêm o prazer sexual na região anal, por uma série de razões, entre as quais aspectos culturais e repressões sociais, ou mesmo desconforto e dor na relação.

A relação anal pode ser saudável desde que os parceiros estejam de acordo com sua realização; o prazer está vinculado a boa e contínua estimulação, facilitando assim o relaxamento suficiente para a penetração, sem danos à mucosa anal.

A higiene carece de cuidados especiais, com lavagem anal antes da relação.

Após a relação deve ser feita uma boa higienização, antes da introdução do pênis na vagina, pois bactérias presentes no ânus podem contaminá-la, possibilitando infecções, corrimentos e outras conseqüências.

Nas relações homossexuais masculinas funciona como um complemento do envolvimento afetivo e realização sexual, já nas relações heterossexuais, o sexo anal pode transformar-se num fato novo, um complemento de prazer. Transformar o sexo anal numa excluvidade constante, pode não ser uma boa idéia do ponto de vista físico, principalmente se causar desconforto e dor.

A prática anal requer uma grande confiança no parceiro.

Caberá ao homem na relação com sua parceira, um cuidado especial, pois não poderá desenvolver a mesma intensidade de movimento possível no sexo vaginal, uma vez que o ânus pode apresentar fissuras com conseqüências dolorosas no futuro.

O fato de um homem desejar o sexo anal não quer dizer que tenha tendências homossexuais, mas pode estar querendo transformar o relacionamento num modo de demonstrar a parceira o quanto a deseja.

Oportuno ainda considerar que o ânus é um músculo participante da região sexual. Ao ser estimulado ou acariciado pode dar prazer tanto ao homem quanto à mulher, uma possibilidade de acrescentar à vida sexual maior abertura e disponibilidade para um sexo espontâneo e prazeroso.

Não podemos considerar nos tempos atuais o sexo anal como algo sujo, perverso e pecaminoso.

O sexo anal é uma forma de enriquecer a vida sexual entre os parceiros e para os homossexuais a relação se transforma na maneira apropriada de realização sexual.

Segundo o relatório Kinsey, 43% das mulheres americanas casadas, já experimentaram em algum momento o sexo anal, sendo que 40% destas, consideraram a experiência muito prazerosa e 13% praticam com certa regularidade.

No Brasil até o presente momento, não temos dados estatísticos que comprovem a porcentagem de casais que praticam o sexo anal. Pelas características brasileiras e pela fixação do brasileiro nas nádegas, presume-se que uma grande maioria dos casais heterossexuais, tenha tentado em algum momento a penetração anal e que destes, possivelmente uma porcentagem significativa a tenham incorporado em sua rotina erótica.

O sexo anal praticado com os cuidados necessários não causa nenhum dano, nem de alargamento do ânus, nem de perda do controle do esfíncter, que é o músculo da região anal.

Sua prática, pode ser um momento especial na vida das pessoas, lembrando sempre os cuidados necessários e da higiene que nunca deverá ser menosprezada.

A infecção por HIV, tem no sexo anal uma de suas portas, devendo as relações anais, sempre serem acompanhadas de uma proteção ou defesa. O uso da camisinha ainda é a melhor prevenção contra doenças infecciosas, portanto seu uso é sempre recomendado. Não abra mão deste recurso, não esquecer ainda que a contaminação pelo HIV, pode também ser transmitida pela penetração vaginal.

Capítulo 25

O sexo durante a gravidez

Quando falamos de sexo na gravidez, obrigatoriamente temos que lidar com os fantasmas e os mitos que margeiam a vivência do prazer sexual da mulher gestante.

Não bastasse o conflito que se apodera de muitas grávidas, entre ser mãe e permanecer mulher, muitas vezes a dificuldade se estabelece com o silêncio dominando a relação, com conseqüente e expressiva diminuição do desejo. A distância pode tornar o envolvimento sexual cada vez menos freqüente. O melhor caminho continua sendo o diálogo, estreitando e dinamizando o relacionamento: a conseqüente admiração entre os parceiros tornará o sexo uma desejada brincadeira.

O sexo é tão importante durante a gestação que estudos recentes constataram que quanto mais freqüente acontecer, maiores são as chances de nascer uma criança saudável.

Algumas pesquisas recentes sugerem ser provável que o sistema imunológico da criança em desenvolvimento reconheça em cada relação sexual, o espermatozóide do pai biológico como amigo, um conhecido, tornando a resposta imunológica mais adequada às necessidades futuras.

Vivemos hoje um momento em que as informações sobre sexualidade estão cada vez mais presentes. As mulheres com todo direito passam a exigir maior participação no prazer sexual. A mulher grávida pode e deve manter a rotina sexual com o parceiro.

Mesmo que eventualmente a freqüência seja menor, contribuirá para manter sua auto-estima saudável. Lembrar que um grande número de mulheres tem na gravidez, seu desejo sexual aumentado.

Com a transformação do corpo, ela, muitas vezes, coloca em dúvida o quanto ainda é atraente para o parceiro. A vida sexual, presente durante a gravidez, implica no comprometimento e na aceitação do outro, com benefícios significativos para ambos.

Como já foi enfatizado, durante o período da gestação, a vida sexual conserva o erotismo da mulher fazendo com que ela continue se sentindo desejada, mesmo com as alterações de seu corpo, no processo que a tornará mãe. Importante ressaltar também, que alguns homens, por outro lado, podem ter aumentado desejo na medida em que o corpo da mulher se transforma.

Oportuno lembrar que o sexo pode continuar durante todo o período de gestação, usando a criatividade, principalmente nos últimos meses da gravidez em que as posições sexuais necessitam ser alteradas, sem que o homem crie risco para o bebê na barriga da mãe.

A posição do homem por trás e a mulher de lado, costuma ser a mais freqüente, embora existam ainda outras, como o homem na frente, mantendo a mulher com as pernas levantadas ou ainda a posição em que a mulher fica de quatro e assim o homem penetra sua vagina por trás. Essas são posições que trazem conforto para a mulher não acarretando dano, nem maior pressão sobre o abdômen da futura mãe.

Vale aqui definitivamente esclarecer que, em nenhum momento, o bebê sofre qualquer ameaça na penetração, pois o mesmo está bem protegido e fora do alcance em ser atingido pela introdução peniana.

Conforme o leitor pode concluir, o sexo durante a gravidez não só é saudável, quanto recomendável, assim o sexo pode ser vivido na gravidez e o casal será mais feliz quanto mais comprometido estiver com o prazer sexual do outro.

Capítulo 26

A vida sexual na terceira idade

Antes eram chamados de anciãos, agora ganharam o nome de pessoas da terceira idade, aquelas que reconhecemos como pessoas velhas. Algo que pode ser entendido de modo carinhoso pode também representar uma pessoa decadente, fora de forma e principalmente, já sendo descartada pela sociedade.

O Brasil entre outros, neste sentido, é um país dos mais injustos, pois pouco valoriza as pessoas da chamada "terceira idade". É muito grande o desconhecimento da vida sexual delas, pois acreditamos que já renunciaram ao desejo e todas suas conseqüências.

Desde pequenos, aprendemos a valorizar a juventude e assim começamos a tomar conhecimentos dos instintos sexuais, suas possibilidades, sensações e desejos. O conhecimento sexual nos é transmitido na maioria das vezes de forma inadequada e plena de preconceitos, conforme já tratamos anteriormente.

Assim criamos uma dificuldade grande de identificar nossos pais como ativos sexualmente. O sexo é um exercício de prazer e parece que não os entendemos como pessoas que possam praticá-lo. Aceitar o sexo nas pessoas de mais idade pode parecer pedir muito.

As surpresas começam quando descobrimos que, sentimentos e desejo não têm idade. A conduta sexual embora possa ter alguma alteração no desempenho, em geral ganha em qualidade, com um prazer mais realizador e maduro.

Habituados que somos a valorizar a virilidade masculina como fonte de juventude e pujança sexual, no momento em que percebemos que esta energia começa a entrar em declínio, criamos o pressuposto da falência erótica.

A mulher, *exuberante* na juventude, apresenta um prazer espontâneo e criativo. A partir de determinado momento, com os sintomas da menopausa, acredita que os mesmos se transformarão em inibidor do desejo. Assim somos educados e assim aprendemos. Muitos mitos foram criados com relação ao sexo na terceira idade.

O vigor da juventude já não é o mesmo, podendo prejudicar a eficiência, ou ainda provocar dificuldade maior de desempenho, tanto para o homem que poderá ter uma ereção mais difícil, assim como para a mulher que poderá demorar mais para lubrificar-se. O desejo ao contrário, pode não se alterar.

Neste momento da vida, os filhos já criados, as dificuldades superadas, sobra uma energia específica para alimentar o desejo e o impulso sexual.

A quantidade do início da vida sexual, se transforma em um sexo melhor elaborado pelas experiências. É a vitória da qualidade. O mito de que a ereção não acontece depois dos sessenta anos é falso.

A ereção pode ser lenta, mas normalmente com o estímulo, se processará normalmente. Poderá porém ser dificultada se acompanhada de excessiva ansiedade.

Lembrar que algumas doenças comuns na terceira idade, tais como: diabetes e hipertensão entre outras, também podem provocar dificuldades de ereção. Em outra parte deste livro iremos discutir especificamente este assunto.

É importante que as pessoas idosas, procurem se informar mais, de como é o processo de envelhecimento saudável.

Uma vida sexual rica facilita a solução de problemas existenciais, e também a convivência e aceitação da velhice, podendo desta forma trazer significativos benefícios para a auto-estima.

Tanto para homens quanto para mulheres, a continuidade do desempenho sexual só pode colaborar para uma vida mais saudável e feliz.

As pessoas idosas não precisam e não devem abrir mão de sua vida sexual, que os tornará mais rejuvenescidos, e assim viverão melhor.

Capítulo 27

A empresa e o comportamento sexual

1. As relações interpessoais na empresa

Antes de qualquer coisa, devemos enfatizar que as relações interpessoais gravitam em torno da atração, da dependência, e do poder.

Também estas mesmas relações tornam-se mais complexas no interior das empresas, onde a competitividade e a eficiência potencializam o amor e o ódio no âmbito do comportamento interpessoal.

Tanto nas relações humanas criadas e mantidas aparentemente por acaso, como nas relações estabelecidas por meio de fatores circunstanciais, a personalidade das pessoas envolvidas irá determinar as vicissitudes que ocorrem a partir dos inúmeros encontros e desencontros nas relações interpessoais.

Nesse contexto é fundamental observarmos que as relações familiares influenciam definitivamente as relações interpessoais em toda sua complexidade.

Devido a estas primitivas influências, podemos compreender o comportamento de simpatia ou antipatia, semelhança ou complementaridade, competição ou cooperação.

Também é preciso observar que o próprio estabelecimento das lideranças é originado a partir das influências familiares mais recônditas, ou seja, inconscientes, que ocorrem nos primeiros anos de vida.

Pensamos aqui a diferença no sentido democrático de encontrar o papel de chefe, que muitas vezes é determinado artificialmente no âmago das estruturas de poder, articuladas com autoritarismo, onde podemos identificar a diferença do líder com o chefe.

O indivíduo pode ser mais prepotente e sádico com os colegas da empresa. Certo nível de semelhança nas atitudes pode ser útil na origem e manutenção da estabilidade entre algumas pessoas na empresa, na família, nos relacionamentos amorosos e entre os amigos.

A psicanálise possibilitou a compreensão mais profunda acerca dos relacionamentos humanos e dessa forma explicar as conseqüências dos vínculos interpessoais.

Amor e ódio permeiam estas complexas relações, tanto no âmago da família como no interior das empresas: o amor, a atração sexual, o ódio e inclusive a conduta de humilhação.

A atração e a rejeição obedecem a determinismos inconscientes e necessidades complementares.

Somos atraídos por outros, cuja personalidade seja semelhante à nossa, ou por pessoas que complementam nossas necessidades. Podemos por exemplo, gostar de pessoas menos tímidas ou mais extrovertidas do que nós.

Conforme o leitor pode constatar, fazemos nossas escolhas, nossas opções e investimentos amorosos e agressivos, tendo como motivação profunda a semelhança ou complementaridade. Fazemos nossas escolhas a partir dos vínculos entre pai e mãe que originam na mais remota infância, vínculos permeados por amor e ódio, atração e rejeição, simpatia e repulsa.

2. A influência da vida sexual na empresa

Já fizemos algumas considerações acerca da atração interpessoal como decorrência dos modelos estruturados na infância.

Agora nosso interesse dirige-se para as articulações entre a sexualidade humana com o trabalho no seio das empresas.

Acreditamos que o indivíduo com vida sexual sadia, provavelmente terá menos motivação para o assédio entre aquelas pessoas pelas quais se sinta atraído, tornando o desejo erótico, uma ocorrência, apenas vivida no campo das fantasias.

Considerar ainda que uma pessoa com vida sexual plena, tende a ser mais criativa no desenvolvimento de suas potencialidades e desta forma se tornará mais eficiente e produtiva. As frustrações serão melhor administradas, na medida em que as pessoas consigam realizar seus prazeres.

Não devemos esquecer que existem influências recíprocas entre a vida sexual e o trabalho na empresa. Assim um trabalho exaustivo imerso em competições e responsabilidades, costuma provocar irritação, ansiedade e estresse.

A partir dessa intensa ansiedade o indivíduo pode apresentar várias formas de somatização, assim como alguns distúrbios na esfera da sexualidade.

Sabemos quanto os conflitos emocionais são aplicados nas relações entre as pessoas no ambiente laborial, trazendo como conseqüências, relacionadas à vida sexual: frigidez, impotência, ejaculação precoce, bem como outros transtornos relacionados à sexualidade humana.

Por outro lado, o indivíduo mais satisfeito, mais realizado, terá no ambiente laboral saudável o exercício natural e espontâneo de toda sua potencialidade para o trabalho.

Acreditamos ser importante salientar, que no ambiente de trabalho, a energia gasta na vida sexual saudável, não diminui a capacidade necessária às funções produtivas e laboriosas.

Não é difícil imaginar o que vai acontecer nas futuras relações interpessoais dentro da empresa, onde se mesclam competitividade, poder e eficiência.

No presente momento, nosso enfoque associa-se aos comportamentos agressivos, que conforme já foi enfatizado anteriormente também se originam como a atração afetiva na infância.

Os primeiros relacionamentos das crianças com a figura parental poderão influenciar definitivamente as futuras relações interpessoais, permeadas por ódio e agressividade.

Não podemos esquecer que na infância as relações parentais são bastante conflitivas e problemáticas. Com freqüência associa-se a violência explícita, originada a partir dos meios de comunicação, adicionando-se a esses contextos, os componentes instintuais agressivos exacerbados em alguns indivíduos.

Finalizando, os interesses imediatos de alguns indivíduos potencialmente agressivos, irão colidir com os interesses dos demais, colocando em perigo a universalidade dos juízos éticos, decorrentes do homem como ser social, capaz de se colocar no lugar do outro.

Parte VI
Relações Interpessoais

Capítulo 28

Somos diferentes

O melhor que podemos dizer para homens e mulheres é que somos diferentes. Por motivos anatômicos e culturais, você nunca poderá esperar que o sexo oposto entenda completamente quem você é e o que deseja.

No casamento acontecem na verdade dois casamentos: o seu e o do seu cônjuge. Somente será possível coexistirem em uma união forte e harmoniosa, se homem e mulher conseguirem compreender isso.

Vejamos o que acontece. O menino cresce cercado do zelo da família e da sociedade exigindo dele que, sendo homem, comporte-se como tal, isto é, com força, determinação, firmeza e coragem.

Quando um menino chora, a mãe diz: "você é um homem ou um saco de batatas...? Você está parecendo uma mulherzinha... etc.", sempre na conotação de menosprezo ao sentimento de dor e desespero com a situação conflituosa que o mesmo está vivendo. O menino, então, interrompe o choro com a expectativa de corresponder ao que as pessoas esperam em relação ao seu comportamento.

Com a menina ocorre exatamente o contrário. Quando ela chora, a mãe diz: "chora minha filha, desabafa, depois passa", e a menina assim tem condições de esvaziar a angústia da dor que está sentindo com relação ao mesmo fato sentido pelo menino.

Não é de se estranhar a facilidade com que as mulheres choram e a dificuldade que os homens têm para chorar, e o pior é que precisam tanto. Transformam esta necessidade em angústia revoltada, são mais irritados com coisas de menor importância. Os dois crescem e vão encontrar-se exatamente no momento em que um se interessa pelo outro, no final da adolescência, onde acontecem os primeiros envolvimentos afetivos mais significantes.

Não sugerimos ao leitor, que faça generalizações, mas na maioria das vezes, a educação do menino diverge da menina.

Devemos também levar em conta as diferenças nas expectativas que os pais têm em relação à vida sexual dos filhos. O menino é estimulado pelos pais a precocemente iniciar sua vida sexual, já a menina deve manter-se virgem até o futuro e muitas vezes distante casamento.

Assim, a hipocrisia social faz suas vítimas e aumenta gradativamente as diferenças entre os sexos, o que irá dificultar mais ainda as relações entre o homem e a mulher, conseqüentemente a possibilidade da harmonia conjugal.

Lembrar que os dois coexistem em realidades diferentes com relação aos próprios sentimentos e são estes dois que imaginam viverem felizes pelo resto de uma vida compartilhada.

Daí a grande dificuldade que todos nós temos em conviver com o sexo oposto no âmbito do casamento, sobretudo ao negar as diferenças individuais.

Na vida matrimonial, a mulher precisa conseguir deixar claro que é amor o que sente, mesmo quando critica as ações do marido, pois o mesmo pode entender que está sendo desprezado, reagindo com agressões desnecessárias, facilitando o caminho para o fim da relação. Os homens lidam muito mal com as críticas.

Por outro lado, o comentário e até mesmo a crítica, será bem melhor recebida por ele e o manterá envolvido, se a mulher conseguir mostrar a necessidade de discutirem juntos o que está difícil e complicado na relação, facilitando a possibilidade de manter vivo o amor, bem como a compreensão entre os dois.

As mulheres são mais eficientes do que os homens para lidar com os sentimentos afetivos, principalmente quando mostram que as coisas não estão caminhando bem. O mesmo acontece com as emoções e a sensibilidade, temas perigosos principalmente para os homens, educados na cultura machista.

A seguir, discutiremos as relações complicadas à luz de alguns conceitos psicanalíticos.

Capítulo 29

Atitudes masculina, feminina e homossexualidade

Antes de qualquer enunciado, pretendemos neutralizar o julgamento moralizante a respeito dos comportamentos sexuais, próprios da natureza humana.

Assim convidamos o leitor a utilizar suas experiências pessoais, bem como suas fantasias, e dessa forma poderá estabelecer os limites entre as escolhas sadias ou neutras, frente aos estigmas moralizantes e normatizadores, originados a partir da confusão entre o ser humano real e o idealizado na forja dos dogmas científicos, filosóficos ou religiosos.

Na atualidade, conforme sabemos, é difícil negar a importância da sexualidade em quase todas as relações humanas, embora ainda existam, desde modos sutis de repressão, até uso da violência coercitiva.

Quando se trata de homossexualidade, os instrumentos repressivos são evidentes e assim, os vínculos tornam-se mais problemáticos. A vergonha, a repugnância, e o repúdio social são agora freqüentes, dando início a preconceitos de toda ordem.

Somente na puberdade existe uma diferenciação evidente entre as características masculinas e femininas. A partir deste momento a oposição entre masculinidade e feminilidade tem uma influência mais decisiva do que qualquer outro momento, na estruturação das relações humanas.

É oportuno observarmos que atitude masculina corresponde a introduzir ativamente parte do corpo, pênis, na outra pessoa mais passiva.

Quando a mulher deseja penetrar no outro corpo, com seu clitóris, estamos diante de uma atitude masculina.

A mulher pode ser ativa com o dedo, com o clitóris, com o peito, com a língua e assim penetrar no corpo do outro.

A atitude feminina corresponde ao desejo de ter alguma coisa introduzida no seu corpo. Trata-se de uma atitude passiva na qual a mulher funciona psiquicamente como continente. Também o homem pode apresentar essa atitude feminina, desejando ser introduzido.

Enfatizamos aqui, posturas mentais representativas e simbólicas, como metáforas entre ser ativo ou passivo na relação com o outro.

A escolha do companheiro ou companheira costuma ser modulada pela relação que o menino ou menina tinham com a mãe enquanto eram bebês, e representam uma continuidade relativa a este amor bastante antigo na vida de cada um de nós.

É oportuno lembrarmos que, o tabu do incesto determina barreira para a posterior evolução da chamada psicossexualidade saudável. Mais tarde até as fantasias incestuosas, são proibidas ou mescladas com forte sentimento de culpa.

A importante escolha de um objeto incestuoso de amor que foi a mesma para o menino ou para a menina, permanece no inconsciente do homem e da mulher, podendo desencadear comportamentos sexuais polimórficos, bastante complexos, nos quais observamos com freqüência desvios e transgressões.

Capítulo 30

Considerações sobre a homossexualidade, uma visão psicanalítica

Existe em muitos homossexuais, um excessivo apego ao pênis. Assim eles não o dispensam em seus parceiros sexuais. Isso acontece no âmbito dos mistérios do inconsciente.

A simples observação de uma pessoa sem pênis, como a mulher, amedronta, fazendo com que os mesmos, temam o genital feminino, que evoca a chamada angústia de castração.

Para evitá-la, negam os seres castrados, procurando relações com parceiros portadores de pênis.

Em outros homens, pode acontecer a fixação paterna originada pela ausência da mãe. Como conseqüências deste forte vínculo com o pai, acabam desejando figuras masculinas substitutas dele.

Às vezes eles próprios se identificam com o pai e assim procuram meninas ou adolescentes jovens como parceiros sexuais.

Nesse contexto, observamos uma associação em que o pedófilo se transveste de comportamentos homossexuais, como uma justificativa de sua ação. Ele também é o pai daqueles meninos ou meninas. Lembrar que na pedofilia, dependência, afeição e desejo sexual se mesclam.

Os homossexuais também podem apresentar intensa afeição pela figura materna. Identificam-se de modo tão profundo com a mãe, de tal forma que, assim como ela, passam a preferir os homens para relacionamentos íntimos.

A homossexualidade feminina é equivalente à masculina. É muito comum, encontrarmos uma severa decepção na história infantil com a figura masculina: pai, irmão mais velho, etc.

Como conseqüência deste trauma, acaba ocorrendo uma intensa rejeição aos homens. Assim, passam a escolher como objetos amorosos, mulheres parecidas com a figura materna, buscando a mãe em cada companheira para seus relacionamentos afetivos e sexuais.

Pode existir também, uma forte identificação com o pai e assim como ele, passam a desejar as mulheres que o mesmo, supostamente iria preferir.

Às vezes encontramos no inconsciente de algumas mulheres homossexuais a seguinte equação: não preciso de homem algum, pois eu mesmo posso ser o homem, eu me basto.

Outro aspecto que merece ser considerado aqui, diz respeito à mulher que procura como companheira, mulheres muito bonitas, uma espécie de compensação psicológica por imaginar-se muito feia. Como se ela transando com a mulher bonita, passasse a ficar mais bela.

Finalizando, é fundamental considerar-se a orientação sexual fora do âmbito psiquiátrico e patológico. Como o leitor pode concluir, tentamos explicar à luz da psicanálise, alguns comportamentos associados com a homossexualidade, porém consideramos como legítima a escolha sexual, que não deve obedecer a nenhum critério normativo ou normalizador. São comportamentos originados apenas da liberdade nas escolhas próprias do ser humano adulto e consciente.

A orientação sexual por si só não pode, não deve, e não é considerada com um transtorno, uma doença, um distúrbio psiquiátrico ou uma alteração de caráter e, portanto, cada opção merece todo o respeito pertinente a condição humana.

Capítulo 31

Os relacionamentos complicados

Podemos considerar os relacionamentos complicados como componente extra que se apresenta de forma evidenciada obedecendo a conflitos psicológicos estruturais que se iniciam na infância e se mantêm no decorrer da vida.

Observar que as dificuldades e complicações pessoais acabam sendo reflexos da própria história.

Muito estudado em psicanálise, do Complexo de Édipo, originam-se todos os comportamentos relativos às escolhas do objeto amoroso pelo ser humano.

O Complexo de Édipo diz respeito ao amor do menino em relação à mãe e sua hostilidade frente à figura paterna. Para tornar o complexo de Édipo mais complexo ainda, existe a chamada bissexualidade. Assim a parte feminina do menino deseja o pai e hostiliza a figura materna. Obviamente o Complexo de Édipo é análogo na evolução da psicossexualidade das meninas.

Quando se tem em vista a fusão ou separação de dependência, afetividade e atração sexual, as escolhas do objeto amoroso se tornam ainda mais complicadas. Renúncias e satisfações vão se estruturando na base para os futuros conflitos da esfera da sexualidade. Com freqüência os homens procuram mulheres já compromissadas, objetivando inconscientemente prejudicar uma terceira pessoa: marido ou namorado, como substitutos do próprio pai.

Outras vezes o homem procura uma mulher, dita de má reputação como amante. Nessa escolha, pode viver todas as fantasias sexuais que não se permite com a esposa, podendo assim exercer livremente sua sexualidade com a amante, não identificada com a figura materna. Neste comportamento, observa-se uma dissociação entre as correntes afetiva e erótica. Inconscientemente este homem defende-se da corrente incestuosa e edípica dirigida à mãe, e depois sua substituta, a esposa.

Oportuno considerar que o Complexo de Édipo das mulheres é semelhante ao dos homens e desta forma, pode acabar também, produzindo relacionamentos amorosos complicados.

Não podemos esquecer que as restrições impostas à mulher pela civilização moderna, podem provocar todos os tipos de reação, tais como: negação da vida sexual, ou posturas de rebeldia que podem levar à promiscuidade. A constante troca de parceiros pode representar a procura inconsciente de um pai idealizado, com vinganças e hostilidades inconscientes, dirigidas ao marido como substituto do pai. Assim, devemos considerar o *donjuanismo*, espécie de compulsão sexual do homem, semelhante aos desvios da mulher, tendo em vista sua evolução e trajetória psicossexual.

Face a estas breves considerações, podemos concluir que os desvios de psicossexualidade geram relacionamentos complicados, porém semelhantes, tanto para os homens, quanto para as mulheres.

Capítulo 32

Do ciúmes saudável ao patológico

Evidentemente todos nós sentimos algum tipo de ciúmes. Não queremos e não aceitamos perder o objeto do amor, a pessoa que amamos e assim nos iludimos ter posse sobre ela. Não queremos dividir com ninguém a pessoa amada, insistimos em preservá-la, tanto diante de circunstâncias reais, ou perigos imaginários, onde nosso narcisismo percebe-se ameaçado.

O ciúmes quando implica apenas proteção para o narcisismo dos amantes é um sentimento absolutamente saudável. Em toda manifestação amorosa, existe ao menos um pouco de ciúmes.

Muitas vezes, a valorização da pessoa amada se explicita por meio do ciúmes. Passa a ser patológico, doentio, como acontece nas tragicomédias da vida, quando o indivíduo fica praticamente possuído pelo ciúmes, escravizado pelo medo de perder o objeto do amor, da paixão quase ilimitada. Esta circunstância implica verdadeira e auto-agressiva submissão ao ser amado.

Existe também o chamado ciúmes projetivo. Nessa eventualidade, por exemplo, o homem que trai sua companheira, mobiliza inconscientemente poderosos sentimentos de culpa. Cria uma expectativa de que também poderia ser traído pela companheira. Assim projeta, na esposa traída, a quase certeza de sua vocação pelo adultério. Agora a esposa fará exatamente aquilo que ele fez. Esta fantasia que pode tornar-se realidade, irá persegui-lo constantemente.

Existe uma modalidade de ciúmes, potencialmente mais perigosa, protagonista das tragédias peculiares aos crimes passionais, todavia felizmente mais rara. Trata-se do ciúmes paranóico, próximo da loucura, como a expressão deslocada de um forte, porém inconsciente conflito sobre a sexualidade. O homem ciumento sem saber, procura ser traído, pois deseja ter homossexualmente o imaginário ou até mesmo real amante de sua companheira.

Da mesma forma a mulher onde se manifesta o ciúmes paranóico, deseja sem saber possuir a hipotética ou real amante do marido.

Importante ressaltar que o ciúmes paranóico é sempre exagerado, ultrapassa os limites da racionalidade, é constante, e assim prejudica muito a vida da pessoa enciumada.

Quando este ciúmes acomete uma pessoa com características muito agressivas, estamos diante de um barril de pólvora que pode explodir a qualquer momento, protagonizando dessa forma mais um crime passional.

Parte VII
Transtornos da Sexualidade

Capítulo 33

Combatendo o fantasma da frigidez

A frigidez é um dos transtornos mais temidos pelas mulheres quando se percebem sem o desejo ou apetite sexual. Importante ressaltar que quando isso acontece, não necessariamente quer dizer que as etapas estão todas vencidas e a mulher não terá mais chances de encontrar o caminho para a plena e importante realização sexual. Portanto, não se pode simplesmente classificar a mulher que não atinge o orgasmo de "frígida", antes de uma exaustiva investigação.

Imprescindível verificar se existem causas orgânicas, pois uma infecção ou alguma complicação ginecológica pode levar a uma apatia sexual, comprometendo o funcionamento da sexualidade.

Tendo esta investigação culminada em problema orgânico tratável, os resultados são geralmente positivos, com a volta da normalidade e do desejo que parecia ter acabado. Se por outro lado, o problema não for de causa orgânica, estamos diante de um problema psicológico. Nesse caso a mulher deve procurar ajuda psicológica. O psicoterapeuta poderá identificar o conflito e apontar soluções.

São inúmeras as razões responsáveis por estes transtornos. Desde as pequenas fobias, como medo do escuro, medo da gravidez, assim como um desejo tão grande da plena realização sexual que pode criar um empecilho psicológico, associado com ansiedade e bloqueio do erotismo.

Se você vive este problema, não se iluda como se só você estivesse vivendo esse drama, como se fosse exclusivamente seu. O estresse da vida moderna, as exigências sociais, o relacionamento conflituoso, podem contribuir para que a frigidez se desencadeie. Portanto se você, em algum momento, se percebe apática sexualmente, saiba que os métodos terapêuticos são cada vez mais eficientes, o nível de informação cada vez maiores e os resultados, excelentes.

Buscar o equilíbrio é o objetivo primeiro, que por si só pode melhorar o desempenho sexual.

Com o desejo resgatado, outras manifestações sexuais se sucederão, inclusive o orgasmo.

Capítulo 34

Vaginismo

Quando ocorre certo espasmo dos músculos que circundam a vagina, diminuindo sua abertura a ponto de impedir a penetração do pênis, estamos considerando um transtorno a que chamamos vaginismo. Trata-se de uma contração involuntária e inconsciente, uma espécie de aversão repressiva. Ocorrendo dor na relação sexual, sem que exista alguma causa patológica orgânica que a justifique, a relação, normalmente passa a ser evitada. A este transtorno damos o nome de dispareunia.

Com freqüência a frigidez sexual da mulher está associada ao vaginismo e à dispareunia. Tais sintomas podem ter origem orgânica, porém mais comumente se relacionam a fatores psicológicos.

Podemos classificar como fatores psicológicos ou psicogênicos mais freqüentes as seguintes possibilidades: conflitos entre o desejo e o medo, uma educação sexual repressiva e mais raramente, tendências homossexuais reprimidas.

Tanto o vaginismo como a dispareunia, além da frigidez, tendem a provocar certa rejeição ao parceiro, bem como o desejo de que outra pessoa ocupe o lugar do namorado, marido ou companheiro, objetivando a valorização da auto-estima ameaçada por essas disfunções.

O vaginismo é diferente da disfunção sexual orgástica, embora freqüentemente, mulheres portadoras do vaginismo apresentem anorgasmia. O relacionamento esfria, inibindo ainda mais a resposta corporal da mulher.

Os homens podem lidar de diferentes formas com a mulher incapaz de responder adequadamente a estimulação sexual. Alguns aceitam esta condição na expectativa de melhora futura, outros, sentem-se responsáveis e até incompetentes para produzir a resposta erótica desejada.

Freud foi o primeiro a estudar a associação entre distúrbios da sexualidade e angústia, constatando que a ansiedade inibe a resposta sexual.

Master & Johnson, em suas pesquisas confirmaram as teorias freudianas, percebendo que o conflito inconsciente inibe o prazer. A ansiedade se manifesta mais forte no instante da relação sexual, fazendo com que o medo de não atingir o orgasmo e a dificuldade na comunicação dos desejos com o parceiro, acabem prejudicando o desempenho sexual.

Mulheres portadoras de vaginismo podem encontrar na psicoterapia, um bom auxílio na busca de solução para seu problema, normalmente conseguindo bons resultados.

Capítulo 35

Ninfomania

Não se pode estabelecer um parâmetro exato para a freqüência de relações sexuais, que oscila conforme o período vivenciado, tanto pelo homem como pela mulher.

Só podemos levar em conta para fins terapêuticos os excessos apesar de não sabermos exatamente, avaliar esses limites.

A ninfomania, corresponde ao excesso de impulso sexual, e acomete as mulheres durante a adolescência ou início da vida adulta.

É importante lembrarmos que algumas mulheres depois da retirada do útero, podem apresentar um período de ninfomania como uma espécie de auto-afirmação: uma continuidade da vida sexual.

Quando o impulso sexual excessivo acomete aos homens, estamos diante de um transtorno sexual denominado satiríase, o já mencionado donjuanismo.

A compulsão sexual de alguns homens, pode representar inconscientemente a negação de suas tendências homossexuais reprimidas. Mais tarde voltaremos a este assunto.

Na maioria das vezes, tanto a ninfomania como a satiríase, possuem uma causa inconsciente, conflitos sexuais não resolvidos.

Oportuno ressaltar que, alguns tipos de tumores cerebrais ou patologias podem acarretar aumento do impulso sexual em ambos os sexos.

Capítulo 36

Transtornos sexuais

1 – Existem alguns transtornos mentais relacionados com a identidade sexual. Mencionaremos a seguir, de maneira bem sucinta alguns deles.

O *transexualismo* diz respeito a um desejo de viver e ser reconhecido como pertencente ao grupo cujo sexo é oposto ao seu sexo biológico. O indivíduo procura desde tratamento hormonal até cirúrgico com o objetivo de mudança de sexo. No *transvestismo* existe apenas a utilização de roupas do sexo oposto, com a finalidade de atuar suas fantasias eróticas.

2 – Alguns transtornos referem-se à preferência sexual.
No *fetichismo* que praticamente é quase exclusivo dos homens, existe a dependência de objetos como artigos de vestuário: sapatos, calcinhas e cintos, que são usados como agentes estimulantes para o excitamento sexual.
No *exibicionismo* existe um impulso compulsivo para a exposição dos órgãos sexuais a estranhos, com mais freqüência em lugares públi-

cos. Tal exposição recorrente não implica em pretensão explícita de um contato mais íntimo ou sexual, simplesmente desencadeia atitudes masturbatórias. Trata-se de um transtorno mais comum em homens heterossexuais que se exibem geralmente para mulheres adultas ou adolescentes.

Outro transtorno relativo a preferência sexual é o denominado *voyeurismo*.

No *voyeurismo*, existe uma forte tendência em observar pessoas em comportamentos sexuais ou íntimos, também com finalidade masturbatória.

Existe outro distúrbio, quase exclusivamente masculino, que tem sido objeto de muitas reflexões da atualidade pela mídia, trata-se dos pedófilos que se sentem atraídos por crianças em idade pré-puberal de ambos os sexos.

Em se tratando de comportamentos *sadomasoquistas*, importante considerar uma preferência por atitudes sexuais associadas à servidão ou humilhação. Neste âmbito pode existir desde pequenos beliscões, com o pretexto de aumento da excitação sexual, até verdadeiros rituais de crueldade que podem provocar inclusive a morte. A violência e a excitação sexual estabelecem as bases para o sadomasoquismo.

É claro que, em se tratando do ser humano e suas múltiplas potencialidades, é possível imaginarmos práticas eróticas bastante diferentes, algumas mais comuns, outras mais raras, como a *zoofilia* (atração por animais) ou ainda as *necrofilias* (atração por cadáveres), estas felizmente muito raras.

3 – Já quanto à orientação sexual, isto é a escolha heterossexual, homossexual ou bissexual, por si só, não deve ser considerada como um transtorno.

Conforme já enfocamos anteriormente, quando os transtornos de personalidade ocorrem com padrões de condutas não adaptativas, podem associadamente existir comportamentos anti-sociais, onde se observa de modo evidente uma mescla de agressividade e erotismo.

Existem variações de comportamentos desde certo desvio em relação à chamada realidade até comportamentos tipicamente perversos e violentos, nos quais o sujeito não reconhece o outro com suas necessidades e desejos próprios.

Também é importante observarmos que as condutas sexuais bizarras e violentas fazem parte da minoria dos indivíduos, apesar dos holofotes sensacionalistas da mídia.

Capítulo 37

A impotência sexual, ejaculação precoce e disfunção orgástica

Impotência sexual: trata-se de uma disfunção na capacidade erétil em resposta aos estímulos eróticos. Em geral a etiologia é psicogênica, ou seja, relacionada a conflitos emocionais. Neste contexto a ereção surge no decorrer da masturbação e também durante o sonho.

A impotência sexual de causa orgânica pode estar associada a várias doenças, principalmente a hipertensão, diabetes e alcoolismo.

É importante considerar que a disfunção erétil, atinge pouco mais de 50% dos homens acima de 40 anos.

Na ejaculação precoce, ocorre uma incapacidade do controle da ejaculação, o que impede uma interação sexual adequada ao prazer e ao gozo. Em alguns casos a ejaculação pode ocorrer antes mesmo da penetração vaginal, e inclusive da ausência de ereção. Com maior freqüência está associada a ansiedade que se origina em conflitos psicológicos.

Importante observarmos que na grande maioria dos homens, mesmo existindo falha na resposta sexual, ou seja, alguma disfunção erétil, o apetite sexual e os desejos eróticos normalmente ficam preservados.

Chamamos de disfunção orgástica quando o orgasmo não ocorre, ou quando está excessivamente retardado. A etiologia costuma ser psicogênica e é mais comum nas mulheres do que nos homens.

O estudo da psicanálise entende que em geral esses transtornos originam-se a partir de uma fixação na etapa fálica. Muitos homens se identificam com o pênis, criando um orgulho exacerbado acerca da própria virilidade.

O pênis nestes casos representa o narcisismo e também a auto-estima.

A simples observação de que existem seres castrados (as meninas e as mulheres) faz surgir a angústia da castração. Assim o órgão necessário para a realização dos desejos pecaminosos e proibidos deve sofrer punições. As atitudes masturbatórias também merecem punição e conseqüentemente aumenta a angústia.

Com freqüência, a análise dos pacientes com transtornos na esfera da sexualidade, revela desejos incestuosos relacionados com a figura materna, fantasia de ser castrado no momento da penetração por uma vagina com dentes, como se fosse a boca, etc.

Estes transtornos podem ainda revelar tendências homossexuais reprimidas e latentes. No *donjuanismo*, homens que apresentam desejos sexuais exagerados, (os compulsivos sexuais), a psicoterapia psicanalítica pode esclarecer uma tentativa de negar a castração desafiando o perigo potencial das mulheres. Pode ainda revelar tendências homossexuais inconscientes.

Capítulo 38

O ressecamento vaginal

Com o passar dos anos e as transformações hormonais correspondentes, o corpo pode não mais reagir com a mesma intensidade aos estímulos sexuais, embora o desejo esteja preservado. O envelhecimento não é responsável pela falta de apetite ou estímulo sexual, embora a resposta sexual não seja tão pronta como antes. A lubrificação para as mulheres é análoga à ereção para os homens.

Para que a realização sexual genital possa acontecer de forma satisfatória é importante que os parceiros consigam valorizar o toque e as carícias, possibilitando assim no homem a ereção e na mulher uma lubrificação adequada.

Se o parceiro percebe a queixa da parceira, de que algo mudou, que está precisando de mais toques, carícias, e que não está conseguindo se excitar como antes, deve identificar os pontos de prazer e assim facilitar o excitamento.

O fato de sentir desejo sexual, muitas vezes não coincide com a lubrificação, e na relação sexual a lubrificação exerce um papel extremamente importante, pois facilita a penetração.

Se a lubrificação não acontece de forma espontânea, às vezes é necessário usar um gel lubrificante, vendido em qualquer drogaria. São auxiliares importantes no momento em que a lubrificação não acontece, apesar de todo estímulo. Prefira os gels a base de água, evitando assim, o risco de irritação na mucosa vaginal.

A forma de fazer sexo, também pode ser uma agravante na falta de lubrificação. As mulheres valorizam muito o romantismo e a sensibilidade dos homens que generosos no toque e afetivos na ação, podem facilitar para que a lubrificação da vagina ocorra de modo natural.

Muitas vezes, os homens economizam energia na dedicação aos estímulos, e quando ficam ansiosos provocam também ansiedade na companheira, assim, acabam desvalorizando as preliminares sexuais, com prejuízo do toque, trazendo como conseqüência uma excitação menor, não suficiente para a devida lubrificação.

As mulheres que já estão na menopausa, sofrem uma descompensação hormonal, o que também pode provocar diminuição das secreções vaginais.

Conforme já mencionamos anteriormente, a vida sexual inclusive na terceira idade pode ser saudável, mesmo com as modificações peculiares do corpo e do psiquismo dos mais idosos.

Lembrar que na velhice, podemos menos, porém, sabemos mais.

Parte VIII
As DSTs
– Doenças Sexualmente Transmissíveis

Capítulo 39

Falando das Dsts em tempos de Aids

Vivemos uma época privilegiada, em que o sexo é mais aceito, facilitando o conhecimento e a experimentação. Uma vida sexual plena começa parecer natural, e a culpa por sentir e proporcionar prazer causa menos conflitos emocionais nas pessoas. Ao mesmo tempo acontece certa desatenção com as armadilhas do sexo e suas conseqüências.

Estamos falando das Dsts (Doenças Sexualmente Transmissíveis). E não são poucas: herpes, gonorréia, hpv, sífilis, outras menos conhecidas e a AIDS, que não só se tornou a referência de Dsts, como a mais mortal e perigosa.

A gonorréia, muito em voga até a década de 60, perdeu terreno e felizmente hoje não é mais ameaça, embora continue existindo, principalmente nas populações de baixa renda e pouco conhecimento dos cuidados necessários para o sexo seguro.

Como se sabe, a síndrome da imunodeficiência adquirida (AIDS) é transmitido pelo HIV, vírus que ataca as células responsáveis pela defesa imunológica do organismo. A resistência fica tão baixa que qualquer doença encontra um campo fértil para se instalar, facilitando todo tipo de infecção. O simples resfriado pode se transformar em pneumonia e levar a morte.

O vírus HIV foi identificado pela primeira vez na França, no Instituto Pasteur em 1981 e desde então tem feito grandes tragédias humanas entre os povos do mundo todo.

No início suas principais vítimas foram os homossexuais, que mantinham relações sem proteção. Depois os dependentes químicos, principalmente com drogas injetáveis, por intermédio da utilização de uma só seringa que era passada para todo grupo, sem nenhum critério ou cuidado.

Hoje os homossexuais dão um exemplo a todos, pois lidam com mais responsabilidade e consciência em seus envolvimentos sexuais e, embora ainda aconteça a transmissão do vírus entre eles, constituem a minoria.

A transmissão do vírus hoje é maior entre os jovens que iniciam a sua vida sexual, e não atentos, descuidam de cuidados básicos, como uso de camisinha, e entre as mulheres, que confiantes no parceiro, também não exigem proteção para um sexo seguro e responsável.

Importante observarmos que as mulheres casadas, tornam-se vítimas da AIDS em número considerável, pois muitas vezes são contaminadas por seus maridos em aventuras sexuais fora do casamento.

Portanto, a você jovem que inicia sua vida sexual, todo cuidado é pouco, não vacile, não acredite num rostinho bonito e um corpinho sarado. O vírus esconde-se em armadilhas sedutoras.

O vírus da AIDS é transmitido principalmente pelo sêmen, pois encontra neste meio um habitat favorável, assim como no sangue. Isso independente de beleza, raça ou cor, estado civil, opção sexual ou poder econômico.

Enfatizando: lembrar que a propagação da doença se dá principalmente nas relações sexuais, no uso de seringas não descartáveis por pessoas que usam drogas injetáveis e ainda por transfusão de sangue contaminado.

Embora o vírus HIV, já tenha sido identificado na saliva, no suor e até na lágrima, não existe comprovação científica que dê conta de contaminação por estes meios. Acredita-se que a acidez destes elementos não permita a transmissão do vírus.

No Brasil, a AIDS foi identificada em 1982. De lá para cá, muitas pessoas se contaminaram e morreram. Felizmente hoje, o índice de mortalidade é significativamente menor.

Temos atualmente *coquetéis* de drogas, que conseguem controlar os efeitos do vírus, melhorando a qualidade de vida das pessoas afetadas, mas ainda não se descobriu sua efetiva cura, que esperamos esteja próxima.

Todo cuidado é pouco, você tem um compromisso com você, com sua família, com seus amigos, com as pessoas que te amam e que gostam de você, portanto cuide-se com responsabilidade e não dispense a camisinha nas relações sexuais. Além de prevenir uma indesejável gravidez, é o dispositivo mais eficiente contra as Dsts.

Existe a camisinha masculina amplamente conhecida e também a camisinha feminina, embora pouco conhecida, é excelente e até mais confortável, tanto aos homens quanto às mulheres.

Não tenha vergonha de levar sempre consigo uma camisinha, você nunca sabe o que pode acontecer com seus relacionamentos e muitas vezes faz sexo no risco, exatamente por não tê-las na bolsa, ou por vergonha ou por preconceito.

Não entre em pânico e não generalize suas preocupações, a AIDS não se transmite por beijo, abraço, aperto de mão, carícias, suor, o ar que respiramos no mesmo ambiente, elevador, água da piscina, água do mar, banheira, assento do banheiro, talheres, pratos, roupas de cama, dinheiro, termômetro, aparelho de ginástica, chuveiro, etc.

Aproveitamos aqui para ressaltar que, embora amplamente divulgado e teoricamente de conhecimento de todos, pesquisas recentes, dão conta que existe uma certa confusão pairando no ar no sentido de não ficar claro para a maioria dos adolescentes e pessoas sexualmente ativas que o vírus da AIDS pode ser transmitido pelas relações sexuais, tanto vaginais, quanto anais.

Existe ainda a crença de que o problema da AIDS é exclusivo dos homossexuais, fazendo com que muitos jovens heterossexuais, acreditem que estarão imunes às infecções nas relações com as parceiras.

Esta revelação é preocupante, pois sabemos que, se a mulher estiver contaminada, ela pode transmitir o vírus nas relações sexuais, assim como o homem contaminado pode transmitir o vírus à parceira nas relações vaginais.

Importante lembrar que, a AIDS não é transmissível na doação de sangue, desde que esta seja feita com seringa descartável, o que é procedimento padrão em qualquer banco de sangue.

Lembrar sempre que o vírus se transmite por intermédio do esperma e do sangue.

Capítulo 40

HPV: um vírus perigosamente ignorado

Human papiloma vírus, mais conhecido como *Hpv*, é um vírus que ataca principalmente as mulheres, na vagina, vulva e mais perigosamente no colo do útero.

A manifestação do vírus se dá por uma lesão na pele, denominada popularmente como crista de galo.

Pode ser diagnosticado principalmente por exames como o *"Papanicolau"* e ainda pela coloscopia.

Atinge principalmente o colo do útero, onde o *Hpv* é responsável quase que exclusivamente pelo câncer na mulher, que ocorre nesta região.

Somente no Brasil, o *Hpv* é responsável pela morte de aproximadamente 10.000 mulheres por ano.

O *Hpv* é transmitido pelo contato sexual, atingindo tanto homens quanto mulheres. Nos homens as verrugas aparecem tanto no corpo do pênis quanto na glande, causando desconforto e dor.

Nas mulheres as tais verrugas aparecem tanto na área da vagina, como no clitóris e principalmente se alojando no colo do útero.

O *Hpv* pertence a uma família de mais de 200 tipos de vírus. Embora a grande maioria não seja do tipo cancerígeno, não torna este vírus menos patogênico. Somente quatro tipos de vírus são cancerígenos e realmente perigosos, pois ao infectar a região genital, se não forem diagnosticados e tratados a tempo, podem transformar-se no terrível câncer do colo de útero.

Como a grande maioria dos vírus, o *Hpv*, pode instalar-se no corpo, sem nenhuma manifestação, sendo que os sintomas costumam aparecer em situações de estresse e baixa resistência.

Acredita-se que hoje 40% das mulheres brasileiras, sejam portadoras do vírus *Hpv*, mesmo que estes não se manifestem. Estima-se que no ano 2030 a maioria das pessoas estará infectada com o vírus *Hpv*, se nada for feito para impedir seu avanço.

A divulgação de sua existência, é muito importante, uma vez que pouca atenção é dada a este vírus tão perigoso.

O que se espera naturalmente é que até lá, já tenhamos vacinas que possam controlar esta anunciada epidemia, minimizando seus efeitos.

O tratamento do *Hpv* é extremamente doloroso, pois a forma usual de controle e combate do vírus se dá por meio da destruição química: o uso de ácidos específicos, tornando sua cura possível na grande maioria dos casos.

Como o vírus se instala nos genitais, podemos imaginar o grau de sofrimento e dor que o tratamento ocasiona. Portanto melhor é a prevenção, principalmente com o uso de preservativos na atividade sexual, além de cuidados básicos de higiene, sem falar na redução do número de parceiros.

É muito importante a visita ao médico ginecologista para as mulheres, assim como o urologista para os homens. Fazer um acompanhamento da saúde sexual facilita o controle, bem como a imediata adoção de medidas necessárias no caso de infecção, não só pelo *Hpv*, como por qualquer outra doença, sexualmente transmissível. Facilita a prevenção e o tratamento imediato.

A maioria das pessoas não tem conhecimento do *Hpv* e de seus perigos, principalmente porque o *HIV* é quem ocupa o centro e as maiores preocupações de todos, no atual panorama das doenças sexualmente transmissíveis.

Portanto, atenção às DSTs, pois além do *HIV*, do *Hpv*, devemos considerar a *Herpes*, a *Sífilis* e outras doenças, transmitidas pelo contato sexual.

Caro leitor, cuide de sua vida sexual e não deixe que a mesma se transforme em pesadelo, mas nada de pânico ou paranóia.

Como sabemos, o sexo é importante na vida de todos nós, sendo assim, todo cuidado é pouco, para não correr riscos, transformando este prazer em preocupação e sofrimento.

Não economize em atenção e cuidados para não se tornar vítima de uma DST, qualquer que seja ela.

Nunca é demais lembrar que uma das proteções mais eficientes para prevenção das DSTs ainda é o uso da camisinha.

Parte IX
As Estruturas Anatômicas Genitais

Capítulo 41

O aparelho genital masculino e seu funcionamento

Ao mesmo tempo em que desenvolve seus órgãos, o feto reserva certo número de células para que possa reproduzir-se a partir da puberdade. Tais células denominam-se células germinativas, pois elas irão possibilitar a formação de uma nova vida.

As masculinas são chamadas espermatozóides, fabricadas pelos testículos, glândulas em forma de ameixa, onde ficam armazenadas e que depois vão em direção a próstata que os envolve no líquido seminal, e assim são normalmente expelidas pelo pênis no clímax da excitação, o que chamamos de orgasmo. A produção dos espermatozóides se dá com a chegada da puberdade, por volta dos 10 a 12 anos de idade.

Nos estágios iniciais de desenvolvimento, os testículos ficam dentro do abdômen, aos poucos eles descem para uma bolsa enrugada, entre as pernas, o escroto, ou mais popularmente chamado de saco escrotal, e assim conectados ao pênis por meio dos dutos espermáticos ligando-os através da uretra, canal com dupla função: excreção da urina e ejaculação.

No próximo capítulo, enfocaremos as chamadas células germinativas femininas chamadas óvulos ou ovo, sendo encontradas nos ovários, e que ficam dentro do abdômen.

Diferentemente das outras células do corpo humano, apenas as células germinativas são capazes de gerar outra vida. Mas, para isso, antes, o espermatozóide e o óvulo devem juntar-se por um processo chamado fertilização. Para permitir que o esperma seja bombeado para o interior úmido e quente da vagina, cada testículo é conectado ao pênis através de um duto que o leva à próstata, glândula responsável pelo processo de expulsão do líquido espermático juntamente com os espermatozóides.

O pênis se acopla à vagina por meio do ato sexual. A vagina se estende do útero até a vulva. Os espermatozóides são lançados dentro da vagina pelo processo chamado de ejaculação. Quando eles atingem o óvulo e, caso a fertilização ocorra, acontece o longo processo do desenvolvimento do bebê dentro do corpo da mãe.

As células espermáticas maduras ou espermatozóides possuem cabeça e rabo que possibilitam sua locomoção, direcionando-os em sua corrida através do canal cervical do útero.

Os sinais aparentes da puberdade para os meninos são: a voz torna-se mais grossa, aparecem os primeiros pêlos no rosto, a futura barba, crescem os pêlos nas axilas, ao redor do pênis e no tórax. São os hormônios, começando a transformar o menino em homem reprodutor.

A excitação começa a se manifestar mais freqüentemente, como enrijecimento do pênis, necessário para que o mesmo seja introduzido na vagina. A excitação concentra sangue dentro do tecido esponjoso do pênis que assim se intumesce, alonga e engrossa, tornando-se rígido, processo este que chamamos de ereção.

Mecanismo semelhante acontece com o clitóris, que é o órgão feminino responsável pelo prazer da mulher. Por sinal o clitóris só tem como função o prazer. Ao mesmo tempo em que ocorre a excitação da mulher, as paredes vaginais se lubrificam, facilitando assim para que o pênis possa deslizar dentro da vagina na relação sexual.

A importância desta secreção é que juntamente com o fluido seminal produzido pelo homem, vai criar o ambiente favorável aos espermatozóides, que vão do útero às trompas, atraídos pelo óvulo. É o processo de fecundação.

No momento em que o espermatozóide encontra o óvulo acontece o complexo mistério da vida.

Camadas do pênis e região perineal

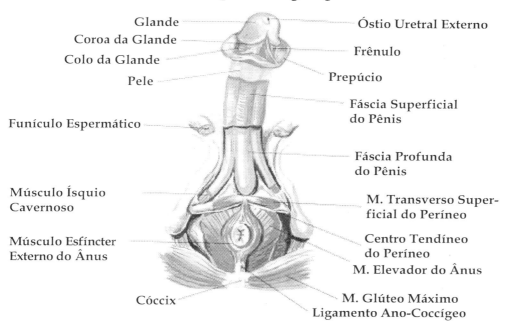

Pênis e escroto com seu conteúdo

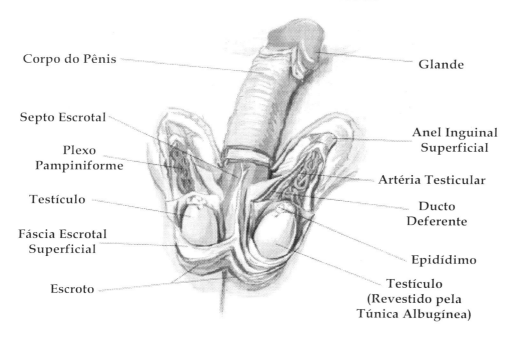

Capítulo 42

O aparelho genital feminino e seu funcionamento

A mulher por conta da maternidade, tem em seu corpo um laboratório especial, tendo como função, acoplar o espermatozóide produzido pelo homem em um óvulo, que constituirá o ovo, chamado zigoto, e assim iniciar nova vida, com toda sua maravilhosa magnitude e amplas potencialidades.

Faz parte de seu aparelho genital o compartimento em que o ovo (óvulo), encontra um lugar onde se desenvolve, nutrindo-se de substâncias necessárias para que isso ocorra de modo saudável.

Este processo acontece quase que em sua totalidade dentro do útero, uma pequena maternidade, absolutamente esterilizada e adaptada para a produção de um ser humano ainda frágil.

O feto receberá todos os nutrientes necessários até o seu completo desenvolvimento. O corpo da mulher se transforma e ela vive uma situação especial e única.

O útero embora pequeno tem a configuração e tamanho de uma pêra, que se transforma durante a gravidez, podendo aumentar até 20 vezes seu tamanho.

Seu crescimento acontece para frente e para baixo, em direção à bexiga e vagina. As trompas de Falópio, permanecerão praticamente inalteradas. Uma pequena cavidade, chamada "canal cervical" faz a comunicação do útero à vagina, sofrendo dilatação durante o chamado trabalho de parto.

Quando o bebê está pronto, é empurrado para fora. Em movimentos chamados de contrações uterinas, a criança vai sendo expelida.

Desta forma se estabelece à via pela qual a criança faz seu caminho para fora do corpo da mãe, alcançando assim a possibilidade de continuar o desenvolvimento, no seio da família. É o milagre do nascimento: a natureza mais uma vez cumprindo seu mágico papel. E a partir de agora, a mãe irá comandar a "gestação" na vida extra-uterina, para o começo do aprendizado.

O corpo da mulher já tem o ovário pré-codificado, ainda no útero da mãe, mas só vai iniciar a maturidade sexual na puberdade, o que ocorre normalmente, a partir dos 9 anos.

A quantidade de óvulos que a mulher vai produzir em sua vida fértil, já está previamente estabelecida em sua formação e não se altera, os óvulos apenas envelhecem.

Com a menarca, ou seja, a primeira menstruação, aparecem sinais externos de transformação, como pêlos nas axilas e púbis. Os seios começam a se desenvolver e os ossos da pélvis começam a se alargar. A partir deste momento, o ovário começa a maturar seus óvulos e a cada mês um óvulo é liberado.

Se o mesmo não for fertilizado, isto é, a mulher não for fecundada pelo espermatozóide o que normalmente acontece numa relação sexual, este se desprende e o útero começa a descamar, produzindo o periódico fenômeno mensal conhecido como menstruação. O sangue desce do útero e é expelido pela vagina. Começa aí um novo ciclo para uma nova possibilidade de fecundação.

Uma vez fecundado o óvulo, este se encaminha ao útero, onde acontece a nidação, iniciando-se aí o desenvolvimento da vida embrionária.

Órgãos femininos externos

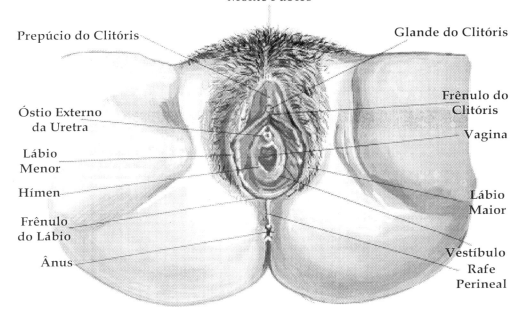

Períneo feminino

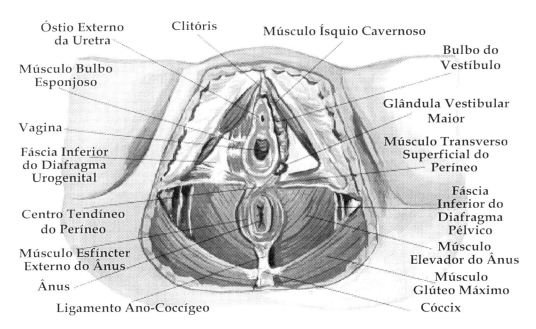

Parte X
Final

Capítulo 43

Nosso pequeno dicionário

Androgênio – Hormônio semelhante à testosterona que promove o desenvolvimento das características sexuais masculinas.

Anejaculação – Processo em que ocorre a ereção, mas não a ejaculação.

Anorgasmia – Incapacidade ou dificuldade de sentir prazer sexual, o orgasmo. Causas mais comuns: além de alguma causa orgânica, fatores psicológicos traumáticos, tanto da infância quanto de uma primeira experiência sexual mal sucedida, além da ansiedade, muito comum durante as relações sexuais.

Anticoncepcional – Recurso que impede a gravidez. Medicamento que funciona como inibidor da ovulação, impedindo que a mulher fique grávida nas relações sexuais. Existe uma grande variedade de anticoncepcionais além da pílula: os bastonetes intradérmicos, injeções, os pets e as soluções que são absorvidas pela pele.

Ânus – Orifício por onde são eliminadas as fezes, podendo também ser usado sexualmente.

Artéria cavernosa – Artéria mais profunda do pênis, que leva o sangue para o tecido erétil.

Artérias helicinas – São os vasos de maior resistência do pênis, que controlam o fluxo sanguíneo, auxiliando assim o processo erétil.

Bissexualidade – Indivíduo que sente desejo e atração sexual por pessoas de ambos os sexos.

Camisinha – Revestimento de látex usado para recobrir o pênis na relação sexual, com o objetivo de reter o líquido ejaculado, como protetor que impede o contato do esperma com a vagina, impedindo assim a gravidez. É considerado o melhor método para a proteção dos parceiros contra doenças sexualmente transmissíveis. Existem dois tipos de camisinha: a masculina (mais conhecida) e a feminina, maior que a masculina e que protege a vagina.

Candidíase – Processo inflamatório que contamina a vagina por meio de fungos do tipo cândida, causando infecção e irritação acompanhada de corrimento vaginal. É muito comum nas mulheres, mas seu tratamento é simples.

Circuncisão – É a retirada de parte da pele do prepúcio; quando a pele que recobre o prepúcio estiver em excesso, pode dificultar a higiene ou até causar o estrangulamento da cabeça do pênis quando ereto. Muito praticada pelos judeus, como ritual de iniciação religiosa.

Clitóris – Semelhante à glande do pênis. Protuberância carnuda, que se localiza na parte superior da vagina, tem como única função o prazer. Na excitação se intumesce e enrijece, tornando seu toque extremamente prazeroso. É responsável pelas sensações eróticas na mulher, constituído de terminações nervosas e como o pênis, extremamente irrigado.

Coito – Do latim, *coitus* – o mesmo que relação sexual.

Coito interrompido – *Coitus interruptus* – retirar o pênis da vagina, imediatamente, antes da ejaculação, uma forma inadequada de evitar a gravidez. Embora muito difundido e praticado, não é um método eficaz. Antes mesmo da ejaculação o pênis pode eliminar secreções que contenham espermatozóides, podendo assim ocorrer gravidez não desejada.

Colo do útero – Localizado no fundo da vagina tem a função de receber os espermatozóides por um pequeno orifício, e também eliminar o fluxo menstrual.

Compulsão sexual – Desejo sexual exacerbado em pessoa que vive o sexo como vício, não conseguindo administrar o desejo que se manifesta incessantemente. Faz com que o indivíduo busque a realização sexual a qualquer custo, com outra pessoa ou pela masturbação.

Concepção – O momento exato em que o espermatozóide se junta com o óvulo, dando origem a uma nova vida.

Corpos cavernosos – Cilindros localizados na parte superior do pênis. Quando as artérias cavernosas relaxam, se enchem de sangue, o que possibilita a ereção.

Cunilíngua – É o ato sexual, em que o homem estimula a vagina da mulher com a boca.

Detumescência – Incapacidade de manter a ereção.

Disfunção erétil – Incapacidade de obter ou manter a ereção do pênis para uma relação sexual.

Disfunção orgástica – Incapacidade para atingir o orgasmo, em função de trauma, doença crônica ou medicação.

Disfunção psicogênica – Incapacidade eretiva de ordem psicológica, principalmente com relação à ansiedade, depressão, relacionamentos conflitivos, traumas sexuais, inibição, etc.

Dispareunia – É a dor sentida pela mulher durante a penetração vaginal.

Distúrbio de ejaculação – Trata-se de uma dificuldade para ejacular. Além de aspectos congênitos, podem também acontecer depois de tratamento medicamentoso.

Distúrbios do desejo – A satisfação sexual torna-se difícil pela diminuição do interesse, fazendo com que as situações sexuais sejam evitadas.

DST – Nome dado às doenças sexualmente transmissíveis. São as doenças transmitidas durante o ato sexual.

Ejaculação – Expulsão do sêmen pelo pênis, fenômeno que ocorre normalmente, quando o homem atinge o orgasmo ou gozo.

Ejaculação precoce – Disfunção sexual, descontrole da ejaculação, fazendo com que o homem ejacule muito rapidamente, impedindo a satisfação da parceira. Normalmente é causada por episódio extremo de ansiedade, entre outras causas de natureza psicogênica.

Ejaculação retardada – A ejaculação demora muito a ocorrer ou não ocorre durante a relação sexual ou mesmo na masturbação.

Ejaculação retrógrada – O sêmen vai para a bexiga ao invés de atingir o topo do pênis durante a ejaculação. É comum após cirurgia na próstata.

Ereção – Endurecimento do pênis causado normalmente pela excitação sexual. Mas, pode acontecer a ereção espontânea, causada por sinais nervosos do centro cerebral, gerador da ereção.

Escroto – Popularmente chamado de "saco" contém duas glândulas responsáveis pela fabricação dos espermatozóides.

Esfíncter – Anel de tecido muscular que funciona como uma válvula.

Esmegma – Mistura de células com aspecto pastoso que se acumula no prepúcio do pênis, exigindo uma higiene rigorosa por ser cancerígeno.

Espermatozóide – Célula reprodutora masculina.

Excitação – É o momento em que o desejo se transfere para as sensações na busca do prazer sexual. No homem começa a ereção e na mulher a vagina fica lubrificada. Entre ambos os sexos, surgem certo rubor, e ritmo cardíaco acelerado.

Fimose – Estreitamento da abertura do prepúcio, impedindo que a cabeça do pênis seja descoberta.

Genitália – Órgãos sexuais aparentes, tanto dos homens quanto das mulheres.

Glande – Cabeça do pênis.

Glândula prostática – Glândula situada abaixo da bexiga, que produz, armazena e excreta o líquido prostático por meio da ejaculação. Tanto a uretra, como os canais ejaculatórios passam através da próstata em direção ao pênis.

Glândulas sexuais – São as responsáveis pelos hormônios sexuais. As masculinas são produzidas nos testículos e as femininas nos ovários.

Herpes genital – Doença sexualmente transmissível, produz bolhas e pequenas feridas na área genital, não existindo ainda cura definitiva, apenas melhoras sintomáticas.

Heterossexual – Indivíduo que sente atração sexual por pessoa do sexo oposto.

Hímen – Membrana que reveste a entrada da vagina e que é rompida normalmente na primeira relação sexual.

Hipotálamo – Controla o comportamento físico e emocional, entre outras a função sexual. O hipotálamo exerce ainda o controle do sistema nervoso tanto simpático, quanto parassimpático.

Homossexual – Indivíduo que sente atração sexual por pessoa do mesmo sexo.

Hormônios – Produzidos pelas glândulas endócrinas coordenam o funcionamento e atividade do corpo e seu amadurecimento sexual. Seu transporte acontece pela corrente sanguínea.

Lábios – Saliências que contornam a vulva. São dois pares chamados: grandes lábios (externos) e os pequenos lábios (internos). Normalmente, o externo é maior que o interno.

Lésbica – Mulher homossexual.

Ligadura – É o procedimento em que as trompas são amarradas. Funciona como bloqueador da passagem do óvulo, impedindo que este se encontre com o espermatozóide, assim a mulher não consegue engravidar.

Masturbação – Auto-excitação, ato de se tocar com as próprias mãos, com intenção de obter prazer por fricção dos órgãos genitais, resultando em orgasmo, que no homem normalmente vem acompanhado da ejaculação.

Menarca – Primeira menstruação. Ocorre normalmente a partir dos 10 anos, e é indício da maturidade sexual da mulher.

Menopausa – Período em que a mulher gradativamente, pára de menstruar. Final da vida sexual reprodutiva da mulher. Ocorre normalmente a partir dos 45 a 55 anos. Normalmente é acompanhada de mudanças hormonais e físicas.

Menstruação – Fenômeno que acontece todos os meses na vida da mulher quando não fertilizada. Descamamento do revestimento interno do útero, eliminado pela vagina com uma pequena quantidade de sangue; acontece em períodos de 28 a 30 dias.

Monte de Vênus – Em homenagem a deusa Vênus, elevação de tecido macio localizado acima da vagina protegendo o osso púbico.

Orgasmo – Sensação única de grande intensidade que ocorre na plenitude sexual, com contrações reflexas da vagina, e ejaculação. Normalmente é chamado de gozo. Não é localizado em um único lugar. É difuso, podendo ser desencadeado em qualquer zona erógena. Nos homens é simultâneo à ejaculação.

Ovários – Glândulas sexuais femininas em número de duas, responsáveis pelos hormônios sexuais femininos.

Ovulação – Rompimento do óvulo da parede do ovário. Ocorre normalmente 14 dias antes da próxima menstruação.

Óvulo – Célula liberada pelo ovário, que ao se juntar com o espermatozóide, constitui o zigoto e assim se transforma no início de vida embrionária.

Pêlos pubianos – Pêlos que cobrem a região do púbis. Nos homens acima do pênis e nas mulheres acima da vagina. Seu aparecimento é o primeiro sinal do início da maturidade sexual e inicia-se na puberdade.

Penetração – Capacidade que o indivíduo tem em penetrar com o objetivo de ejaculação para a reprodução ou simplesmente o prazer.

Pênis – Órgão sexual masculino, com um único orifício para as funções de urinar e também de ejaculação nas atividades sexuais.

Pílula anticoncepcional – Medicamento que deve ser ingerido diariamente pelas mulheres como método contraconceptivo. Trata-se de um dos melhores métodos para se evitar gravidez indesejada. Existem diversos tipos de pílulas. A orientação médica é imprescindível para que cada mulher possa tomar a pílula adequada ao seu organismo.

Polução noturna – Ejaculação que ocorre durante o sono do homem, em geral, provocada por sonho erótico.

Preliminares – Toques que os parceiros fazem no corpo do outro com o intuito de estimular o desejo e a excitação.

Prepúcio – Pele protetora que cobre a cabeça do pênis. Parte dele é retirada na cerimônia de circuncisão.

Prepúcio clitoriano – Proteção dos pequenos lábios, que como um capuz, protege o clitóris.

Priapismo – Ereção prolongada. O pênis mantém-se ereto, podendo ficar assim várias horas. Às vezes provoca sensação dolorosa, relacionada a alguma obstrução dos vasos sanguíneos do pênis, por drogas ou distúrbios neurológicos. Pode ser provocado também por alguns tipos de leucemia.

Prolactina – Hormônio protéico, produzido pela mulher, responsável pela estimulação e secreção do leite materno.

Próstata – Glândula localizada abaixo da bexiga, responsável pela produção do líquido seminal.

Psicogênico – Distúrbio proveniente de causas psicológicas e não orgânicas.

Puberdade – Período pré-adolescente, em que o desenvolvimento sexual se processa, iniciando a maturidade sexual para a reprodução.

Sêmen – Líquido expelido pelo pênis, de cor esbranquiçada e viscosa, condutor dos espermatozóides, junto com o líquido seminal.

Sexo anal – Introdução do pênis no ânus, com a finalidade de obter prazer sexual.

Sexo oral – Estimulação dos órgãos sexuais pela boca.

Sexo vaginal – Introdução do pênis na vagina, com finalidade de prazer ou procriação.

Sexo virtual – Modalidade em que a gratificação sexual está na fantasia propiciada pelas imagens e bate-papos através da Internet.

Tecido erétil – É o tecido do pênis, que enche de sangue e assim se torna rígido.

Tensão pré-menstrual – (TPM) – Embora não ocorra com todas as mulheres, uma quantidade considerável têm desconfortos físico, emocional, e muitas vezes psicológico, provocados por alteração hormonal.

Testículos – São duas glândulas sexuais masculinas localizadas no escroto (saco) responsáveis pela produção de esperma assim como hormônios sexuais.

Testosterona – Hormônio sexual, presente tanto no homem como na mulher. Sua presença é em média, de sete a dez vezes maior no homem.

Tumescência – Tecido inchado, mais comumente usado para definir o pênis ereto e excitado.

Tumescência noturna peniana – Ereções que a maioria dos homens têm à noite, durante o sono. Acontecem por um profundo relaxamento e também porque a bexiga cheia acaba pressionando a próstata, e causa assim a estimulação do pênis.

Uretra – Canal existente no pênis e na vagina por onde a urina é eliminada. No homem também é o canal da ejaculação.

Útero – Órgão feminino, local onde a criança se desenvolve. Espécie de maternidade que só existe na mulher, comunicando-se com o ambiente externo por meio da vagina.

Vagina – Passagem que liga a vulva ao útero e na relação sexual, recebe o pênis em seu interior. Durante o parto dilata e dá passagem à criança.

Vaginismo – Disfunção sexual que apresenta como conseqüência a dificuldade de relaxamento da vagina, provocando dor durante a relação sexual. Fatores psicológicos e experiências traumáticas são os responsáveis pela disfunção. Seu tratamento costuma ser basicamente psicológico.

Virgem – Mulher que nunca teve experiência sexual completa com rompimento de hímen. Homem que nunca teve experiência sexual com penetração.

Vasectomia – Procedimento cirúrgico que consiste na interrupção da passagem dos espermatozóides por meio de uma incisão no canal deferente, responsável pelo trajeto do sêmen, produzido no saco escrotal.
É um método anticoncepcional masculino com 100% de eficiência, desde que realizado de forma correta.
Não existe qualquer fundamentação científica para a hipótese de que este procedimento possa causar impotência masculina.

Vulva – Porção externa dos genitais femininos.

Webcam – Câmera que acoplada ao computador, permite que as pessoas se vejam on-line, enquanto conversam. O webcam é o artífice mais sofisticado para a prática do sexo virtual.

Capítulo 44

E-mails respondidos

Advertência

Desejamos expressar nossa mais terna gratidão a todas as pessoas que nos enviaram *e-mails*; a seguir iremos discuti-los a título de ilustração dos temas analisados no contexto deste livro.

É possível que algumas pessoas possam identificar-se nas mensagens aqui impressas, porém os dados pessoais foram modificados em respeito da ética do sigilo profissional.

Advertimos o leitor de que nossas respostas não devem ser consideradas como dogmas ou paradigmas de verdade, apenas pretendemos sugerir novas reflexões acerca dos comportamentos e transtornos do ser humano civilizado.

Auto- estima

1 - Joana, 26 anos, solteira, professora.
Tenho uma auto-estima muito baixa, o tempo todo fico me comparando com as outras mulheres. Facilmente acho que todas são mais bonitas, mais inteligentes e interessantes do que eu, e isso está começando a me atrapalhar muito, o que fazer?

Respondendo:
Certamente você precisa aprender a relativizar os valores, sobretudo estéticos, para minimizar seus sentimentos de inferioridade.

As constantes comparações que você faz com outras mulheres origina-se a partir de modelos idealizados de beleza, possivelmente criados pela mídia através da televisão, outdoors, revistas femininas etc.

2 - Marta, 36 anos, separada, engenheira.
Vivo um grande dilema. Não acredito em mim, esta é a verdade, inicio um relacionamento e não consigo terminar, e fico sofrendo, pois demoro muito com uma pessoa que não quero mais. Fico com medo de trocar o certo pelo duvidoso, acabo me sujeitando a humilhações e mentiras só para parecer que estou sendo amada, está difícil viver assim.

Respondendo:
Trata-se de uma pessoa que se valoriza muito pouco, não consegue terminar uma história e assim, não pode começar outra, pois provavelmente nem acredita que possa ter um novo relacionamento.

Aceita mentiras e tantas humilhações por possuir uma auto-estima bastante precária.

Ciúmes

1 - Carmen, 23 anos, solteira, comerciária.
Vivo um relacionamento muito bom, mas sou muito ciumenta, possessiva e insegura. Não existe nenhum motivo que justifique isso, tenho medo de que isso me afaste do homem que amo. Como fazer para superar este ciúme possessivo?

Respondendo:
O ciúmes é benéfico quando ele faz com que você zele pela sua conquista. Portanto ter ciúmes é normal e esperado, porém quando este passa a ser patológico, aí traz graves conseqüências negativas.

Não acredite que ficar tentando monitorar seu parceiro, vai fazer com que o mesmo seja mais fiel no relacionamento.

O ciúme quando se torna obsessivo, normalmente é falta de confiança em si mesma, portanto reveja o quanto você não está confiando em seu potencial de conquista e o quanto é capaz de manter um relacionamento.

Isso fará com que se torne mais tranqüila com relação ao seu envolvimento, sem sofrer por uma situação que muitas vezes é cria de sua fantasia.

Armadilhas da Internet

1 - João Carlos, divorciado, 49 anos, profissional liberal.
Peço ajuda, pois estou passando por um momento muito difícil. Casado há 20 anos, temos dois filhos e ela sempre disse que o nosso relacionamento era a melhor coisa de sua vida.

Bisbilhotando em sua caixa de *e-mails*, encontrei um diálogo com um homem, dizendo-se apaixonada por ele e que nunca foi feliz no casamento. Estou magoado, triste e sem saber o que fazer e muito perdido. Separei-me há alguns dias e não consigo acreditar em tudo que aconteceu. Será que ela é uma ninfomaníaca e só consegue ter prazer tendo duas pessoas, como se fosse um homem?

Respondendo:
Caro João, não é verdade que um homem só consegue ter prazer se relacionando com duas mulheres, portanto talvez esta seja uma ótica equivocada.

O fato de ela ter procurado um outro relacionamento não quer dizer que seja ninfomaníaca. Parece ter mais a ver com o relacionamento do casal que por algum motivo não a estivesse satisfazendo. Você acomodado na situação, parece não ter se dado conta disso.

Isso não quer dizer que ela fez bem em buscar outra história fora do casamento, mas ao mesmo tempo, como podemos julgar sua angústia e fragilidade, carência e tudo o mais?

Se de fato você gosta dela e parece que é isso que quer dizer, não tenha dúvida em buscar formas de resgatar este amor e devoção a ela.

Sair de casa deste jeito, não parece ser a melhor forma de solucionar seu conflito e o dela.

2 – Juliana, 29 anos, casada, um filho, advogada.
Olá, estou escrevendo, pois vivo uma crise em meu casamento de quatro anos. Navego muito na Internet e acabo fazendo encontros virtuais e como tenho *cam*, acabo me mostrando e fico muito excitada, principalmente quando encontro pessoas que fazem sexo virtual comigo. Gosto de observar, ver o homem se masturbando pela *cam*. Até mesmo, com uma mulher, já fiz sexo.

Tenho muitas fantasias e virtualmente consigo me soltar mais. Estou muito triste no meu casamento, pois com ele não sinto desejo e não gosto quando ele me procura. Será que nunca vou voltar ao normal e me interessar de verdade pelo sexo real?

Respondendo:
Como Juliana, a crise no casamento se agravou diante dos freqüentes "encontros virtuais", apimentados pela *webcam*. O lado *voyeur* e exibicionista complementam-se nesta festa virtual.

Conforme já mencionamos em outra parte, o mundo mágico da telinha sofre em geral através das dificuldades do cotidiano verdadeiro, do dia a dia, com problemas e responsabilidades próprias da vida. Nos encontros reais e objetivos, a sexualidade desta "outra" mulher, poderá não permanecer tão intensa, uma vez que encontra dificuldade em realizar suas fantasias; já no mundo virtual, podem ser ilimitadas.

Ejaculação retardada

1 - Carmem, 32 anos, casada, dona de casa.
Sou casada há oito anos e tenho tido alguns problemas com meu marido, com relação ao sexo.

Ele dificilmente consegue ejacular. Temos relações normalmente, mas ele não goza, ou melhor não ejacula, isso acontece somente às vezes.

Já fomos ao médico e não foi constatado nada de irregular, isso tem frustrado nossa vida sexual.

Respondendo:
Nesse contexto observamos uma ejaculação retardada. Se não houver causa orgânica, como já foi pesquisado, provavelmente trata-se de uma dificuldade de entrega total, uma dificuldade de doação, própria das pessoas retentivas. Exemplo: o gago ao reter as palavras, o indivíduo com constipação intestinal ao reter as fezes, etc. O ideal seria um acompanhamento psicoterápico.

Excitação e desejo

1 - Ana Claudia, 23 anos, publicitária, solteira.
Sou uma mulher romântica, amo meu namorado e tenho por ele além do desejo um amor muito grande. Porém alguma coisa me incomoda com relação ao meu desejo sexual, pois me excito muito rapidamente, e isso tem me deixado muito insegura, pois sempre quis me casar virgem e fico com medo de não resistir ao meu desejo.

Respondendo:
Você aceita o afeto e o amor, mas não consegue aceitar seu próprio desejo sexual. Sem falar de uma excessiva valorização da virgindade. O desejo e o sexo são resultados de seu desenvolvimento e naturalmente aparecem de modo mais claro durante o envolvimento com seu namorado. Ficar se punindo por conta de desejar é uma forma de agressão aos seus instintos.

A virgindade será menos importante na medida em que se autorizar viver sua sexualidade de forma mais verdadeira, sem ficar se enganando e assim prejudicando suas possibilidades eróticas. A virgindade não pode ficar no lugar de um ideal projetivo como se fosse um marco que deve ser alcançado a qualquer custo. Portanto procure não ficar se cobrando tanto e viva sua sexualidade de forma mais objetiva e verdadeira, ficar se boicotando não te faz mais digna.

Falta de desejo

1 - Isabela, 27 anos, casada, pedagoga.
Gostaria de saber se existe algum tipo de remédio que deixe a mulher mais excitada, como há para os homens (caso não existir qual a sugestão) pois tenho dificuldade de me excitar.

Sinto dores durante a relação e nos dias férteis fico muito lubrificada, obrigada.

Respondendo:
Pesquisas dão conta que com o tempo, encontraremos um estimulador para a excitação feminina.

O que existe para os homens são medicamentos que estimulam a ereção, mas precisam ter um estímulo erótico, ela não ocorre espontaneamente.

Talvez você necessite de ser mais estimulada, e ao mesmo tempo se permitir mais, pensar em sexo, se estimular mais, se autorizar mais viver sua sexualidade.

Converse com seu marido que poderá te ajudar principalmente dando mais tempo para que a estimulação possa te excitar.

Quanto as dores durante a relação, consulte seu médico para verificar se não tem nenhuma anomalia ou infecção; não tendo, procure relaxar mais, pois a tensão e ansiedade podem criar contrações que provocam dor na penetração.

A lubrificação que você sente no dia fértil, chama-se *clara de ovo*, é uma secreção que identifica que está ovulando, não existe nenhuma anomalia. Embora nem todas as mulheres apresentem este corrimento, a grande maioria o manifesta.

Frigidez

1 – Priscila, 26 anos, casada há seis anos, dois filhos, escolaridade superior, brasileira.

Não tenho orgasmo, e isso está se tornando um problema para meu casamento. Por mais que eu tente, não consigo; para não dizer que nunca consegui, depois de sete anos do início de minha vida sexual, comecei com 18 anos, senti uma única vez, me masturbando. Peço que me ajudem. Nem sempre tenho vontade de fazer sexo, não sinto desejo, para mim viver sem sexo é até melhor, pois vivo muito frustrada cada vez que tenho sexo e não consigo nada. Acho que sou travada no sexo. Será que não gosto do meu marido? Será que sou frígida?

Respondendo:
Primeiramente é importante esclarecer que a frigidez consiste na não identificação do desejo sexual e suas manifestações, o que parece

não ser o caso. Você está tentando encontrar um nome para sua dificuldade e isso a torna cada vez mais distante de seu prazer.

O gozo está associado ao relaxamento e a autorização que você possa se dar em sentir. Lembrar ainda que a entrega carece de confiança e do envolvimento afetivo. A identidade sexual vai se dando junto com as informações sexuais e como você as assimilou.

Não custa lembrar que uma psicoterapia poderia ser muito bem-vinda, para que você consiga se realizar sexualmente. Lembrar também que o fato de ter conseguido ter prazer depois de sete anos de início da vida sexual, denota uma evolução que pode ser progressiva. Procure se soltar mais, se aceitar mais e assim permitir que o prazer possa acontecer.

Impulsividade sexual

1 - Maria Helena, 24 anos, solteira, atendente.

Sou uma mulher muito impulsiva e selvagem na hora do sexo. Acabo metendo os pés pelas mãos e depois fico frustrada; como fazer para ser menos? Acho que tenho muito desejo e quero sempre mais, o que muitas vezes acaba assustando meus parceiros sexuais e na maioria das vezes eles acabam ejaculando precocemente, o que muito me frustra.

Respondendo:

Importante que você aceite o seu desejo com mais naturalidade, só que precisa administrá-lo melhor. Sua impulsividade provavelmente excita muito os parceiros que acabam ejaculando precocemente. Vá com mais calma durante as preliminares e só quando se perceber bem excitada a ponto de um orgasmo, solte suas feras.

Lubrificação feminina

1 - Maria Alice, 22 anos, solteira, estudante.

Quando estou fazendo sexo com meu namorado ele sempre me diz: me molha, goza...só que eu nunca consigo molhar ele assim, não sei o que acontece.

Tenho dúvida se a mulher goza mesmo, pois não consigo sentir uma sensação tão boa assim, como todo mundo fala. Quando a mulher goza sai alguma coisa como o homem? O homem sente quando a mulher está gozando?

Respondendo:
Certamente você precisa de mais informações sobre a sexualidade feminina, a secreção vaginal da maioria das mulheres é discreta, somente perceptível ao facilitar a penetração.

Quando a mulher goza, a vagina apenas fica molhada, não há verdadeiramente uma ejaculação. O homem experiente percebe o orgasmo da mulher através das contrações nos músculos da pelve, além de outros sinais exteriores, característicos de cada mulher.

Masturbação

1- Anelise, 20 anos, solteira, vendedora.
Gostaria de saber por que não sinto tanto prazer quando faço amor com meu namorado? Será que sou fria ou ele é rápido demais? Como devo fazer, como me comportar e o que fazer para sentir o mesmo prazer que ele? Quando me masturbo sinto muito prazer, mas sozinha, e ao mesmo tempo sinto-me muito culpada, como se estivesse fazendo alguma coisa errada. Costumo me masturbar sempre.

Respondendo:
Você deve antes de mais nada avaliar o afeto ou amor pelo parceiro, pois pode haver algum sentimento de culpa inconsciente.

Também você pode ter sida tão reprimida que não aceita direito o prazer, quando este ocorre pode vir um arrependimento de origem moralizante.

Não consigo esquecer

1 - Adilson, 27 anos, solteiro, publicitário.
Normalmente me apaixono facilmente por uma pessoa e penso nela o tempo todo. Tento sempre deixar claro o quanto estou envolvido, e o pior é que não esqueço da pessoa. Namorei uma garota há dois anos e agora estou namorando outra, mas quando estou longe dela sinto muita saudade, e o pior é que sinto saudade das duas, não consigo me desligar, isso é normal?

Respondendo:
Todos nós temos dificuldade nas separações, pois sempre acreditamos falsamente no chavão: "Eu era feliz e não sabia". É óbvio que existem separações muito dolorosas como a perda de um ente querido que necessitamos de um tempo para administrar o luto. No seu relato, como você parece entender, existe certo exagero em lidar com a separação. Até certo ponto a saudade é um sentimento legítimo e natural, mas um apego excessivo a memória, costuma atrapalhar o presente. O importante é você administrar melhor sua insegurança acentuada e peculiar ao medo da solidão.

Orgasmo

1 - Marilda, 25 anos, casada, professora.
Sempre fui uma mulher muito fogosa, tinha um apetite sexual invejável. Meu marido até comentava que eu era uma mulher insaciável. Porém, depois que tive minha filha, razão do meu viver, o interesse sexual, desde a gravidez, foi diminuindo, até o desinteresse total. Hoje dificilmente tenho sexo com meu marido, estou sempre indisposta e quando tenho, dificilmente chego ao orgasmo, coisa que nunca acontecia. Será que me tornei frígida? A verdade é que nem excitação tenho mais.

Respondendo:
O fato de já ter tido tanto interesse sexual e após a maternidade ter diminuído, até o desinteresse pleno, possivelmente tenha a ver com o papel materno que substituiu equivocadamente o papel da parceira sexual. Como se você, agora, tivesse se tornada meio santa, o sexo fosse uma conduta pecaminosa. Se quiséssemos falar de frigidez, seria uma frigidez secundária, que poderia ser resolvida com terapia sexual.
Lembrar que o fato de você se tornar mãe não elimina suas possibilidades sexuais, muito pelo contrário, a intimidade do casal pode ficar reforçada pela realização dos dois como pais e aí o sexo ganha uma importância muito grande no relacionamento. O fato de ter se tornado mãe não tira de você a condição de mulher e amante sexual em seu relacionamento.

2 - Elisa, 27 anos, casada, publicitária.
Tenho um bloqueio que me aflige, não tenho orgasmo nas minhas relações sexuais. Acredito que não tenha nenhum problema físico, visto

que ao me tocar sinto-me livre e sem impedimentos, atingindo sempre o orgasmo. Tento relaxar, amo meu marido e ele é bastante dedicado, não sabe o que fazer, temos um bom diálogo e procuramos realizar nossas fantasias. Parece que me travo quando estou com ele. Não entendo o que acontece. Poderia me apontar um caminho?

Respondendo:
Você sente-se segura quando não há expectador para criticar seu erotismo e reconhece que se trava e só aceita a liberdade sexual em termos racionais, quando falamos das emoções, não se permitindo a entrega plena, necessária ao orgasmo.

Outro aspecto que merece ser considerado, diz respeito ao orgasmo clitoriano que costuma ser alcançado através da masturbação, sendo mais difícil através do pênis introduzido, necessário para o orgasmo vaginal, o que sugere alguma disfunção orgástica de causa emocional.

Provavelmente você conseguirá o orgasmo no relacionamento após uma psicoterapia.

3 - *Letícia, 26 anos, solteira, engenheira.*
Em minhas relações sexuais diversas vezes, não consegui ter orgasmos. Tenho tesão, gosto da transa, mas não tenho a mínima vontade de gozar durante elas, acho que falta concentração. Mas uma coisa curiosa acontece: tenho orgasmos dormindo e são muito fortes. Claro que eles acontecem quando tenho sonhos eróticos, mas de qualquer forma não existe estímulo físico nenhum, como durante a transa. Por que isso acontece? Será que é culpa do parceiro?

Respondendo:
Você diz que por diversas vezes não consegue ter orgasmos durante a transa, o que pode até ser considerado normal, uma vez que as mulheres normalmente precisam de mais tempo e excitamento para chegar ao orgasmo. Quando estimuladas adequadamente sem ansiedade, tanto do parceiro como da mulher, as mulheres têm plenas condições de chegar ao orgasmo com muita intensidade. O que acontece é que os homens nem sempre observam este preceito e acabam desprezando o tempo que a mulher precisa de estimulação, para o pleno excitamento. Mas, quando você diz que talvez falte concentração, isso leva a crer que falta maior interação com o parceiro, falta entrega e se não

houver entrega fica difícil você atingir o orgasmo. É como se você ficasse no controle, boicotando o gozo, como uma forma de rebeldia ao relacionamento. Por outro lado, dormindo, você tem sonhos eróticos que fazem com que o gozo seja intenso. Lembrar que o sonho é uma construção de seu inconsciente, isso é uma realização do desejo que embora manifesto pode ser construído sem as regras impostas pela civilização.

Assim, parece que no sonho você se liberta, a construção onírica faz com que as sensações aconteçam de verdade e aí, a transa, embora não tenha o contato físico de fato, sem as amarras do relacionamento, sem o controle, o gozo aparece de forma intensa e realizadora. Procure avaliar seu relacionamento e quem sabe vai identificar os travamentos e reservas, responsáveis por esta inibição do gozo na transa. Aparentemente parece que não está havendo nenhuma disfunção sexual, isto é, nada impede de que alcance o orgasmo, uma vez que a sua manifestação durante o sono, nos sonhos eróticos, lhe dá plena satisfação de prazer, como você mesmo diz, com muita intensidade. Procure se soltar mais, se permitir mais, fazendo com que a transa possa ser uma entrega plena, com troca de carícias, de afeto e de prazer.

Quando ele não funciona

1 - Márcia, 20 anos, solteira, universitária.
Sinceramente, sei que sou atraente, mas estou passando por uma situação complicada: ultimamente vários rapazes que transei broxaram na primeira tentativa. Não sei se é ansiedade minha, ou se eu faço algo errado. Só sei que isso está se tornando freqüente e está me deixando constrangida comigo mesma. O que faço? Como descobrir se o problema é comigo ou com eles?

Respondendo:
De fato, a ansiedade, tanto do rapaz quanto da moça, pode, sim, influenciar no desempenho do relacionamento sexual. Por outro lado, procure não ficar de antemão se julgando e se condenando como se a culpa fosse sua. No relacionamento sexual, vale a paciência, o carinho e, sem dúvida, a habilidade em conduzir os caminhos. Se você ficar muito ansiosa, pode acabar provocando no parceiro uma dificuldade de desempenho, trazendo como conseqüência a dificuldade do rapaz em manter a ereção. A expectativa provocada pode fazer com que o desempenho sexual fique comprometido.

Portanto, o melhor é procurar não se preocupar demais, e deixar que as coisas aconteçam sem tentar resultados, ou ainda sem ficar se cobrando uma performance excepcional. Quanto mais tranqüila estiver, quanto menos expectativa demonstrar, melhor para o desempenho sexual, tanto seu quanto do parceiro.

Quando ele não quer sexo

1 - Maria, 28 anos, casada, empresária.
Meu marido e eu estamos casados há um ano. Há seis meses ele não quer mais saber de transar comigo. Tenho certeza de que não me trai, pois trabalhamos junto o dia inteiro. Ele é muito carinhoso comigo, diz que me ama, mas para fazermos amor é necessário que eu o procure e acontece bem rápido, de dois em dois meses. Não agüento mais essa situação e ele acha normal. Não quer tocar no assunto. O que eu faço?

Respondendo:
Dizer a você que precisa conversar com ele, discutir isso tudo, como você mesmo disse, não adianta muito, mesmo porque ele acaba sentindo-se agredido com tais inferências, o que torna esta possibilidade de diálogo cada vez mais distante e agressiva. Você tem plenos direitos de viver sua sexualidade, que parece ser intensa, com um desejo ativado dentro da normalidade de uma jovem mulher que acabou de se casar. Portanto, não se culpe por desejar e tentar demonstrar o quanto o sexo lhe é importante e o quanto seu desejo se manifesta.

O que não parece adequado é a negativa dele de viver uma vida sexual com você de forma continuada, o que convenhamos é o esperado. Uma vez que ele também jovem, possivelmente esteja num momento de sua vida em que o sexo, de alguma maneira, deve se manifestar mais constantemente, então que o seja com você, valorizando a você e ao seu sexo.

Acredito que estamos frente a uma situação que passa pela necessidade de ele estar mais atento à própria sexualidade, percebendo que esta conduta não está adequada, se ele quiser manter o casamento com você. Isso fica facilitado com ajuda profissional, o que pode ser feito através de uma psicoterapia. Entretanto, somente será possível na medida que ele se conscientize desta necessidade. Esta rejeição a te procurar sexualmente encobre aspectos inconscientes que necessitam de elucidação. Na medida que isso não acontece, o relacionamento tende a se deteriorar e mesmo você gostando muito dele, e ele de você, o sexo faz parte do trato matrimonial, nada mais justo do que você buscar solução para isso.

Acredito ainda que o sentimento de amor que ele devota a você seja sincero, mas de alguma forma está pecando na demonstração desta verdade. Importante ainda ressaltar que numa situação normal de um relacionamento sexual do casal o fato de a mulher procurar o homem não pode ser entendido como uma coisa menor. O fato de você o procurar está sendo interpretado como se ele não a desejasse e isso pode não ser verdade, uma vez que por algum motivo ele pode estar tendo dificuldade em entender que você gostaria de ter manifestações explícitas do interesse sexual dele por você. Daí, cabe, sim, um diálogo continuado para melhor compreensão. Pois pode acabar interferindo no seu prazer, quando não, no seu interesse sexual por ele, colocando em risco o casamento como um todo. O sexo no casamento é importante como já disse acima e faz parte da cumplicidade, além do entrosamento da intimidade e porque não das manifestações de carinho, afeto e muito amor.

Quando o amor acaba

1- Clotilde, 25 anos, solteira, jornalista.
Tenho um relacionamento de mais de cinco anos, nos damos muito bem, e meus pais o adoram.

Acontece que de uns tempos para cá, acredito que o amor tenha acabado, não consigo sentir mais nada por ele, não quero continuar com este relacionamento, mas não consigo revelar meus sentimentos, pois meus pais não aceitariam que eu terminasse.

O que faço? E tem mais, estou gostando de um outro rapaz, inclusive já tenho me encontrado com ele intimamente e estou apaixonada.

Respondendo:
O melhor a fazer sem dúvida será enfrentar a realidade. Diálogo, esta é a grande necessidade, onde poderia expor ao seu companheiro seus reais sentimentos, sinalizando assim que o relacionamento está no fim.

Permanecer num relacionamento, mantendo a expectativa dos pais, não parece ser a melhor solução, já que você afirma, não mais o amar.

Porém, lembrar sempre que um relacionamento de tanto tempo, merece alguns cuidados, para que os dois não saiam machucados. Oportuno ainda considerar que você reflita sobre sua nova paixão. Ouça seu coração e acredite mais em você, para não correr o risco de ficar num relacionamento que não vale a pena.

Quando o amor não chega

1 - Jacira, 25 anos, solteira, bancária.
Por que só me ferro em todas as relações que tenho? Às vezes nem chego a namorar e já dá errado, acho que não tenho sorte no amor, tenho quase certeza que vou ficar sozinha, chega um tempo que eles me levam na amizade, eu não agüento mais.
Além de tudo eu me entrego muito na relação, sei que sou ansiosa, mas quero que aconteça alguma coisa e não acontece nada.
Estou afim de um rapaz, mas ele já me vê como amiga, se bem que às vezes fala em namoro, não entendo mais nada, socorro.

Respondendo:
Primeiramente vamos considerar que tem 25 anos e não está tudo perdido.
Você já está convencida de que será um fracasso no amor e portanto parece que tudo faz com que se sinta excluída.
Acredite mais em você, e verá que as oportunidades sempre ocorrem.
Parece que sua ansiedade impede de dar tempo ao tempo e crê que tudo deveria já ter acontecido.
Não é porque não aconteceu um envolvimento pra valer que não terá chance de que isso aconteça.
Esteja atenta e ao mesmo tempo não tenha tantas certezas, pois se ficar achando que não tem sorte no amor, possivelmente não vai identificar quando ele chegar.
Boa sorte.

Quando o desejo é pelo mesmo sexo

1 - Marta, 29 anos, casada, engenheira.
Sou casada há quatro anos, sempre gostei muito de sexo, não tenho dificuldades em ter prazer. Muito pelo contrário, sou uma mulher de

gozo fácil. De uns tempos para cá tenho percebido um interesse por mulheres. Mesmo quando estou transando com meu marido, muitas vezes imagino uma mulher e isso faz com que eu goze mais rapidamente. Na adolescência, uma vez brinquei com uma prima, chegamos a nos tocar e a fazer sexo oral, foi um gozo inesquecível. Quando me masturbo e tem sido freqüente, penso sempre numa mulher me tocando, e tenho inclusive olhado outras mulheres com desejo e muitas fantasias, e chego a imaginar estar com alguma mulher. O que está me preocupando é, será que sou bissexual? Chego a pensar em terminar meu relacionamento e viver um relacionamento com uma mulher, talvez assim me sinta mais livre, pois em alguns momentos sinto-me prisioneira em meu casamento.

Respondendo:
Marta, provavelmente você apresenta problemas na sua identidade sexual. Raramente as pessoas são verdadeiramente bissexuais, embora existam em cada um de nós, características de ambos os sexos, tanto do ponto de vista biológico como endócrino. Oportuno lembrarmos que no embrião humano existem características masculinas e femininas que somente se diferenciarão mais tarde.

Importante que você não decida nada de imediato e procure não ficar se rotulando se você é isso ou aquilo. Procure viver sua sexualidade na intensidade que seu desejo permitir, sem medo de experimentar. Com o tempo poderá repensar seu relacionamento e desejo. Lembrar ainda que o casamento, assim como em qualquer relacionamento, alguns limites impostos pela civilização são inevitáveis.

Quando o desejo acaba

1 - Rosangela, 39 anos, casada, economista
Gostaria de saber porque não sinto desejo sexual com meu marido, quando fazemos amor. Sou uma pessoa esclarecida e leio muito sobre tudo, mas mesmo assim não consigo me soltar. Isso é doença ou da minha cabeça? Somos casados há 8 anos e eu o amo muito.

Respondendo:
São vários os fatores que podem fazer com que o desejo diminua ou acabe.

Embora você diga que ama muito seu marido, será que não está tendo um relacionamento em que prevalece a amizade em detrimento do amor?

O casamento prevê um relacionamento sexual como forma de complementação do amor e o desenvolvimento da vida sexual dos dois.

Possivelmente você tenha muitos medos, tabus e dogmas que agora começam a pesar e por isso não consegue se soltar, como você diz.

Procure conversar mais com seu marido, expondo o que sente, possivelmente se ele estiver atento a isso, poderá se dedicar mais ao te estimular. A erotização voltando ao relacionamento, o sexo pode acontecer com mais desejo e aí poderá retomar uma vida sexual adequada e prazerosa.

Uma psicoterapia poderia lhe ajudar muito, não se negue uma vida sexual sadia.

Portanto, não estamos falando de doença, mas de aceitação do sexo e de valorização de seu desejo e assim poderá melhorar sua realização pessoal e seu casamento.

Quando o sexo se torna vício

1 - José Carlos, 37 anos, casado, nível superior, bancário.

Peço ajuda para um problema que tem me atormentado. Sou viciado em sexo, embora casado, me masturbo todos os dias, vendo fotos de mulheres nuas na Internet e muitas vezes com ela não sinto muita vontade, isso está me distanciando de minha esposa e fazendo muito mal a nós dois, o que fazer?

Respondendo:

Neste breve *e-mail*, observamos uma pessoa viciada em sexo, como forma de controle da angústia. É importante que você descubra a possibilidade do erotismo com a esposa, do contrário este casamento tende a complicar-se. Quando o sexo virtual, ou masturbação, substituem o sexo a dois e não o estimula, estamos frente a algum transtorno na esfera sexual. A orientação adequada é buscar ajuda por meio de uma psicoterapia.

Relações complicadas

1 - Tânia, 32 anos, casada, nível médio, dona de casa.

Fiquei muito feliz ao encontrar este *site*, e assim poder desabafar um pouco. Sou casada e tenho dois filhos. A vida sexual com meu marido há muito tempo não me satisfaz, ele é muito agressivo e pouca atenção tem para mim e as crianças. Acontece que navegando na Internet, encontrei um homem, também casado, e me apaixonei. Ele me realizava com palavras de carinho e apoio.

Acabei me encontrando com ele, tive sexo e pela primeira vez, tive um orgasmo na relação, pois só consigo o orgasmo com meu parceiro me masturbando. Sinto muita culpa por isso e como sou transparente, acabei revelando para meu marido o que tinha acontecido, pedindo desculpas e imaginando sua compreensão. Ledo engano, o tiro saiu pela culatra. Ele ficou mais agressivo, me bateu e agora me encontro prisioneira em casa. Não me deixa sair sozinha. Sou controlada o tempo todo por telefone. Sexualmente humilhou-me, além de obrigar-me a fazer coisas que nunca aceitei e não gosto. Não sei o que fazer, estou muito infeliz e tenho medo. Por favor, me ajude.

Respondendo:
Infelizmente, muitas vezes só conhecemos as pessoas de modo mais profundo nos momentos críticos. As verdades surgem mescladas com a decepção, quando não com desagradáveis surpresas. É oportuno observarmos que o casamento transformou-se num perigoso jogo sadomasoquista no qual seu marido exerce um poder coercitivo como instrumento de vingança. Isso só poderá ser minimizado através da força da lei, frente a tamanha intransigência. Porém, só seria possível se você procurasse auxílio jurídico eficaz, que provavelmente parece não ser o caso. Talvez até por algum sentimento de culpa inconsciente, consiga permanecer neste torturante jogo, ou considerar ainda o medo de se rebelar, pois ele se revelou bastante violento. Mesmo em se tratando de uma situação muito difícil, em geral podemos mais do que acreditamos, quando a vontade e a razão estabelecem novos objetivos de vida, articulados a liberdade.

2 - Karina, 28 anos, solteira, médica.
Vivo um constante dilema, sou bem formada, profissionalmente bem sucedida, considero-me uma mulher bonita, mas não consigo ficar muito tempo num relacionamento. Assim que inicio já fico interessada em outra pessoa; quero me casar, ter filhos, mas alguma coisa faz com que eu sinta-me enjoada depois de no máximo três meses de relacionamento. Por outro lado tenho uma verdadeira obsessão por homens casados, tornando-me amante com muita facilidade; dos livres, consigo ser só amiga. Como posso fazer para resolver isso.

Respondendo:
Podemos observar neste texto, que você consegue ser amiga dos homens descompromissados e amante dos casados. Nessas duas alternativas, fica implícita uma dificuldade de estabelecer vínculos mais sérios, que tem um futuro. Você oscila entre o desejo de ter um companheiro livre e ao mesmo tempo o medo de se relacionar. Carece de uma maior valorização de seus reais objetivos, para não ficar o tempo todo brincando com os próprios sentimentos e naturalmente também das pessoas que acabam se envolvendo com você.

3 - *Melissa, 27 anos, casada, arquiteta.*
Sinto-me muito carente, vivo cobrando a atenção do meu marido, ficamos muito tempo do dia juntos, pois temos um trabalho conjunto, mas ele não me faz carinho, nem dá uma atenção especial a mim. Adoro um beijo inesperado, um eu te amo, sou romântica e sonhadora. Ele é frio, calado e sem iniciativa, isso me faz sofrer muito. Como posso mudar isso?

Respondendo:
Cara Melissa, você precisa tentar um diálogo mais transparente com seu marido, dizendo tudo o que espera em relação a ele. Isso não significa que deva ficar grudada nele, cobrando sua atenção. Também é importante saber se ele já era assim antes do casamento ou se agora esteja vivendo algum problema novo, que você desconheça.

Sexo Anal

1 - *Maurílio, 26 anos, solteiro, bancário.*
Eu e minha namorada costumamos fazer sexo anal sem o uso de preservativo e até já ejaculei dentro do ânus dela. Eu fui o primeiro e único homem dela e ela também foi a minha primeira e única mulher, somos parceiros sexuais exclusivos e não temos nenhum tipo de DST. Gostaria de pergunta-lhe o seguinte: corremos algum risco de contrair o vírus da Aids? Obrigado.

Respondendo:
Risco de serem contaminados pelo vírus da Aids, vocês não têm, porém é importante considerar que você corre o risco de contrair *uretrite,*

uma vez que a região anal é bastante contaminada por bactérias. Este risco inexiste com o uso de camisinha.

Sexo na gravidez

1 - Soraya, 23 anos, casada, do lar.
Estou grávida e gostaria de saber se posso ter relação sexual e meu marido ejacular dentro da vagina. O bebê corre algum risco se isso acontecer? Peço orientação.

Respondendo:
Cara Soraya, esta é uma grande dúvida que as mulheres grávidas se fazem, principalmente as mais novas.

O sexo durante a gravidez não só é saudável, quanto útil tanto para o bom desenvolvimento da gravidez, quanto para a saúde sexual e psicológica da mulher.

O bebê está bem protegido no útero e não tem como o pênis alcançar o feto ou fazer algum mal a ele.

A partir do momento que a barriga começar a crescer, automaticamente você começará a perceber que as posições sexuais precisam ser adequadas.

Não é aconselhável uma relação sexual com o homem por cima, a partir do momento em que a barriga começa a crescer e incomodar.

O bom senso fala mais alto e aí o ideal é usar as posições alternativas, em que a mulher não fique pressionada com sua barriga.

No texto " Sexo na gravidez " abordamos este assunto com muita clareza.

Portanto uma vida sexual durante a gravidez é saudável, não se prive disso.

Sexo violento e prazer

1 - Marina, 32 anos, executiva, solteira.
Não sei porquê só consigo sentir tesão com o sexo violento. Adoro puxões de cabelos, tapas e xingamentos, só isso me excita. Acho que assusto alguns homens quando mando me bater e me chamar de vagabunda. O que devo fazer? Terapia? Será que sou pervertida?

Respondendo:
Você está vivendo de forma mais acentuada um dos componentes eróticos que é o sexo "sadomasoquista". Na realidade, nada impede de você experimentar estas sensações, desde que não interfira em sua integridade física, ou que as torturas possam atrapalhar o funcionamento de seu organismo.

Uma psicoterapia poderia ser um caminho para você compreender o que está te levando a só permitir o prazer na medida que sente-se violentada, ou como uma prostituta, que usa o sexo como uma transgressão e assim sente prazer, transformando o sexo num negócio, com o pretexto de se realizar.

Não resta dúvida que, possivelmente, traga um histórico de que o sexo seja uma coisa ruim e pecaminosa. Aí, para você sentir prazer, cria uma situação em que o risco e a dor estejam presentes, uma forma de transgredir e assim viver seu desejo sexual e sua satisfação. É como se você se sentisse inferiorizada, com a auto-estima rebaixada. Por isso, a autorização do prazer fica comprometida, fazendo com que ele só seja possível com a dor, como uma punição.

Procure se deixar envolver, autorizando a sentir o prazer com carinho e com amor, assim você verá que não precisa se punir para ser aceita e desejada.

Sexo Virtual

1 - Márcia, 27 anos, casada, artista plástica, nível superior.
Tem algo no meu relacionamento que tem me incomodado bastante. Ele é uma excelente pessoa, não tem vícios, e se dedica muito a mim e à casa. Estamos juntos a seis anos e sempre nos demos muito bem.

O que ocorre é que ele gosta de transar vendo filmes pornôs, ele loca vários filmes por semana. Embora ele seja melhor amante com um filme pornô acompanhando, isso me deixa muito mal, pois queria que eu fosse suficiente para que ele tivesse desejo.

Tento falar com ele sobre isso, mas ele diz que é cobrança minha e já estou ficando muito irritada com isso. Gostaria de entender esta atitude, pois gosto muito dele e não queria me separar por causa disso, pois ele é um homem muito bom. Ele é 15 anos mais velho que eu, mas isso nunca foi problema. Peço ajuda do que fazer.

Respondendo:
É possível que seu marido, busque os *sites* sexuais, assim como os filmes eróticos, para aumentar sua potência como sujeito do filme. Inconscientemente embora ele procure realizar fantasias de *ménage a trois*, sexo virtual etc., é provável que a fantasia seja com outra mulher, não você. Embora ele também tenha esta necessidade, se você tiver uma boa auto-estima, pode ser gratificante participar do jogo erótico estimulado pelos filmes. Vale a pena questionar com ele o que faz que o mesmo acredite em cobrança de sua parte. Lembrar ainda de sua percepção de que sozinha não consiga estimulá-lo o bastante para uma vida sexual plena, pode não ser verdade.

Virgindade

1 - Lucia Helena, 19 anos, solteira, universitária.
Tenho 19 anos e não sou mais virgem. Tenho uma vida sexual maravilhosa com meu namorado. Sei que ele é o homem de minha vida. Não sei como contar para meus pais essa situação, eles vão me matar.

Respondendo:
Será que você precisa mesmo contar para os seus pais? Talvez você se veja em conflito como alguém que precisa "confessar" um grave pecado e acredita que assim seria perdoada.
Lembre-se que ser ou não ser virgem é algo muito pessoal e pertence à sua intimidade. Não é um assunto público e nem mesmo familiar. É esperado que com a intimidade do casal o sexo comece a acontecer. Muitas vezes os pais têm dificuldade de conviver com esta realidade, mas aí, você não pode ficar como aquela que tenta corresponder a expectativa deles. Lembrar que aos pais cabe orientar e aceitar a escolha dos filhos.

2 - João, 19 anos, solteiro, estudante.
Tenho 19 anos e ainda sou virgem e isso está me incomodando muito, tenho vontade de ter sexo, mas quero esperar um pouco mais, porém as pessoas gozam de mim e isso me chateia.

Respondendo:
Embora, o tabu da virgindade seja mais explícito na mulher, ocorre também no homem, ainda que de modo menos intenso, pelas

conseqüências psicológicas serem menores. Procure não se preocupar muito com o que os outros possam falar, você é o autor de seu momento em que acreditar ser mais adequado para iniciar sua vida sexual.

3 - *Ivete, 23 anos, solteira, modelo.*
Gostaria de saber porque muitos pais, querem que suas filhas casem virgens. Sou tão confusa em relação a isso. Cresci ouvindo que os homens só qurem se aprovietar de nós mulheres, não sei o que pensar. Namorei uma pessoa mais de dois anos e não transei (o que não foi fácil), agora conheci uma outra pessoa e me entreguei a ele, estou me sentindo culpada e traindo minha mãe. Por outro lado, estou realizada, pois tinha muito desejo de experimentar o sexo. Tenho também muito medo que meus pais descubram. O que faço?

Respondendo:
Como a resposta do *e-mail* acima, primeiramente você precisa estar tranqüila com sua escolha e sua experiência. Não é porque iniciou sua vida sexual que deva pagar um alto preço por isso, uma vez que é natural seu interesse e desejo em conhecer o sexo.
Não é verdade que não fazia sexo, apenas não tinha tido a experiência plena de viver sua sexualidade com alguém e ter experimentado assim o prazer.
Como já dissemos, não é este um assunto público, nem familiar e você não pode ficar a mercê dos ditames familiares e nem de tentar imaginar que deveria satisfazer a expectiva da mãe.
Afinal de contas, você já é senhora de seu desejo e não cabe neste momento ficar imaginando que ao não ter sexo, estaria cumprindo um papel que lhe tivesse sido imposto.
O que você ouviu o tempo todo com relação a como as mulheres devem se portar e de que os homens só querem aproveitar das mulheres, tem a ver com toda a história de repressões e mitos cultivada durante muito tempo por nossos antepassados.
Felizmente isso agora começa a mudar, e procure viver sua vida sexual com a tranqüilidade de quem está vivendo uma nova etapa de sua vida. É mérito seu, portanto confie em você.

Bibliografia

ABRAHAM, K. *Teoria psicanalítica da libido*. Ed. Imago, Rio de Janeiro, 1970.

ARICÓ, C. R. *Arqueologia da ética*. Ícone Editora, São Paulo, 2001.

_____. *Estudos sobre psicanálise*. NEPP, São Paulo, 1984.

ARICÓ, M. *Aids: mitos e verdades*. Ícone Editora, 1987, São Paulo.

BELL, A. & ROONEY, L. *Meu corpo cresce comigo*. Ed. Angra, Rio de Janeiro, 2000.

BRENOT, P. *Elogios da masturbação*. Ed. Rosa dos Tempos, Rio de Janeiro, 1998.

CONRAD, S. & MILBURN, M. *Inteligência sexual*. Ed. Objetiva, Rio de Janeiro, 2002.

DALLAYRAC, N. *Los juegos sexuales de los niños*. Granica Editor, Barcelona, 1977.

DALTO, F. *Sexualidade feminina*. Ed. Martins Fontes, São Paulo, 1996.

FENICHEL, O. *Teoria psicanalítica das neuroses*. Atheneu, Rio de Janeiro, São Paulo, 1981.

FOREL, A. *Questão sexual*. Cia Editora Nacional, São Paulo, 1929.

FREUD, S. *Conferências introdutórias sobre psicanálise* (1916). Ed. Imago, Rio de Janeiro, 1976.

_____. *Moral sexual "civilizada" e doença nervosa moderna* – 1908. Imago, Rio de Janeiro, 1976.

_____. *A sexualidade feminina* – 1931. Ed. Imago, Rio de Janeiro, 1978.

_____. *Três ensaios sobre a teoria da sexualidade* (1905). Ed. Imago, Rio de Janeiro, 1972.

GAHAGAN, J. *Comportamento interpessoal e de grupo*. Zahar Editores, Rio de Janeiro, 1976.

GALE, J. *O adolescente e o sexo*. Ed. Best Seller, São Paulo, 1989.

HITE, S. *O Relatório Hite*. Difusão editorial – DIFEL, 1980.

KAPLAN, H. S. *Manual ilustrado de terapia sexual*. Ed. Manole, 1978.

LIEBLUM, S. R. & PERVIN, L. A. *Princípios e prática de terapia sexual*. Zahar Editores, Rio de Janeiro, 1982.

MULLER, L. & VITIELLO, N. *500 perguntas sobre sexo*. Ed. Objetiva, Rio de Janeiro, 2001.

PORTER, R. & TEICH, M. *Conhecimento sexual/Ciência sexual*. Fundação Editora da UNESP (FEU), 1997.

REICH, W. *Análise do caráter*. Ed. Martins Fontes, São Paulo, 1972.

_____. *A função do Orgasmo*. Ed. Brasiliense, 1991.

ROSA, U. *Enciclopédia do conhecimento sexual*. Ed. Amadio, São Paulo.

SOARES, J. L. *Sexo – para mulheres*. Ediouro, São Paulo, 2001.

SPITZ, A. R. *No y Si*. Ediciones Hormé, Buenos Aires, 1977.

SZASZ, T. S. *A ética da psicanálise*. Zahar Editores, Rio de Janeiro, 1975.

UCHOA, D. M. *Psiquiatria dinâmica*. Atheneu, São Paulo, 1979.

VARGAS, M. C. *Manual do orgasmo*. Ed. Civilização Brasileira, Rio de Janeiro, 1993.

W.H.O. *Classificação dos transtornos mentais*. Artes médicas, Porto Alegre, 1993.